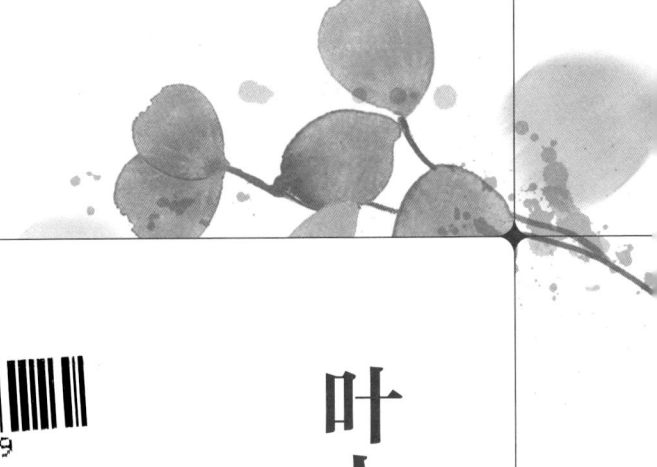

叶人

经方临床带教实录

叶人　方媚媚———主编

中国中医药出版社
·北京·

图书在版编目（CIP）数据

叶人经方临床带教实录 / 叶人，方媚媚主编 .
北京：中国中医药出版社，2024. 12
ISBN 978-7-5132-9015-9

Ⅰ. R289.2

中国国家版本馆 CIP 数据核字第 2024C8J605 号

中国中医药出版社出版

北京经济技术开发区科创十三街 31 号院二区 8 号楼
邮政编码　100176
传真　010-64405721
河北省武强县画业有限责任公司印刷
各地新华书店经销

开本 880×1230　1/32　印张 5.75　字数 133 千字
2024 年 12 月第 1 版　2024 年 12 月第 1 次印刷
书号　ISBN 978 – 7 – 5132 – 9015 – 9

定价　49.00 元
网址　www.cptcm.com

服 务 热 线　010-64405510
购 书 热 线　010-89535836
维 权 打 假　010-64405753

微信服务号　**zgzyycbs**
微商城网址　**https://kdt.im/LIdUGr**
官 方 微 博　**http://e.weibo.com/cptcm**
天猫旗舰店网址　**https://zgzyycbs.tmall.com**

如有印装质量问题请与本社出版部联系（010-64405510）
版权专有　侵权必究

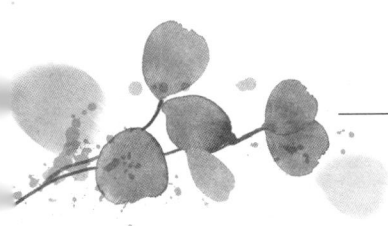

主　编　叶　人　方媚媚

副主编　袁拯忠　单卓程　温芃芃

编　委（按姓氏笔画排序）

叶婉纯　叶程程　李建瓯

邹海洲　周时更　黄佳杰

滕洪表

《叶人经方临床带教实录》编委会

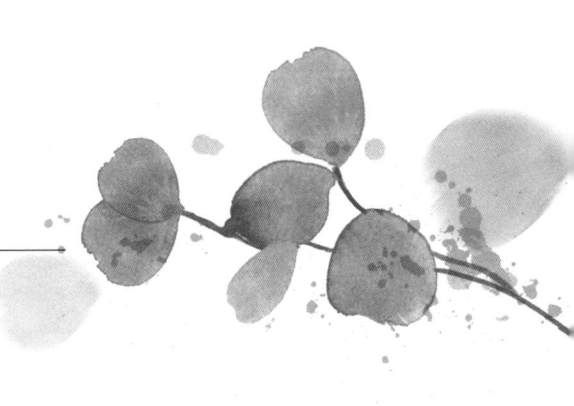

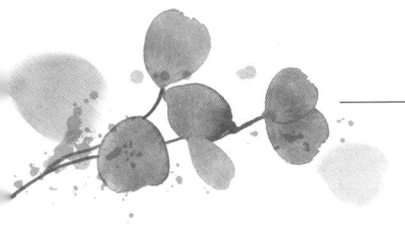

　　本书由叶人教授的多名弟子通过临床跟师、医学沙龙、学术会议等多种形式的学习，汇总整理叶人教授从医 30 余年的临床经验，荟萃其理论认识、医案分析和临证感悟，深入挖掘其学术思想而成。叶人教授为人谦逊，学识渊博，善于用经方调治内科、妇科的多种疾病。全书展示了叶人教授重视脾胃后天之本，从中焦调治五脏的学术观点；探析了补肾祛浊活血法治疗痴呆、胸痹、眩晕、不寐、消渴等老年病的思路；阐述了肝脾同调法治疗胃肠、肝胆及情志病的经验；论述了形神合一理论在心身疾病治疗中的运用；阐明了如何认识双少阳理论及其在代谢性疾病及睡眠障碍中的运用。本书可供中医临床工作者或西学中学员参考使用。

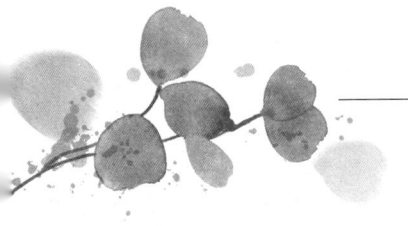

叶人，教授，主任医师，硕士研究生导师，浙江省名中医，第三批全国优秀中医临床人才，第三批全国老中医药专家学术经验继承人。叶人教授主要从事中医内科学的临床、教学与科研工作，擅长脾胃病、心脑血管疾病、代谢性疾病及睡眠障碍、亚健康状态的中医药调治。

叶人1990年毕业于浙江中医学院中医专业。1998年赴上海中医药大学肝病研究所进修。1999年师从浙江中医药大学博士研究生导师、心血管专家程志清教授，2002年获中医内科学硕士学位。2002年入选"第三批全国老中医药专家学术经验继承人"培养计划，师从全国名老中医蔡慎初教授，2006年出师。2005年入选"浙江省中青年临床名中医"培养计划，2006年入选温州市"新世纪551"人才工程第二层次。2022年主持的蔡慎初全国名老中医药专家传承工作室建设项目顺利通过验收。

叶人教授是温州医科大学第一临床医学院中医临床教研室主任，曾主持3项浙江省中医药管理局课题，参与多项国家、省、市级课题的研究。2005 年获浙江省科学技术二等奖（排名第三）、浙江省中医药科学技术创新奖一等奖（排名第三），2007 年获浙江省高等学校科研成果三等奖（排名第三），2008 年获浙江省中医药科学技术创新奖一等奖（排名第二），2012 年获浙江省中医药科学技术奖二等奖（排名第二）。主编论著 1 本，《上下交损当治其中——蔡慎初从中焦论治疾病经验》。参编论著有《睡眠障碍诊疗手册——各科睡眠问题及对策》及《慢性萎缩性胃炎中医证治》。其中《慢性萎缩性胃炎中医证治》获 2007 年浙江省高等学校科研成果三等奖。发表 SCI 论文 8 篇，在国家、省级刊物发表学术论文 90 余篇。

叶人在 1992 年、2003 年、2006 年被授予温州医科大学附属第一医院先进工作者。2010 年荣获"温州市好医生"称号。2009 年评为温州医科大学 2008—2009 学年"优秀带教老师"。叶人教授指导的本科生毕业论文分别被评为"2008 届实习生优秀论文二等奖""2009 届实习生毕业论文优秀奖""2012 届实习生毕业论文二等奖"。2012 年被评为温州市老年大学优秀教师。2014 年获浙江省知联会"知联行业之星"荣誉称号。当选浙江省人大代表、温州市政协委员。

现任浙江省中西医结合学会保健与康复专业委员会常委，浙江省中医药学会脾胃病分会常委，浙江省中医药学会情志病专业委员会常委，温州医学会心身医学专业委员会常委，温州市中医药学会常委，温州市康复协会养生与保健专业委员会副主任委员，温州市党外知识分子联谊会理事，温州医科大学党外知识分子联谊会理事。

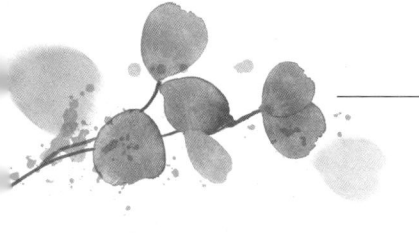

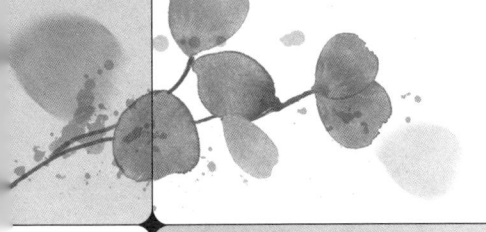

第一章

内科治验

第一节 肺系常见病证

一、感冒

《素问·金匮真言论》曰："八风发邪，以为经风，触五脏，邪气发病。"《灵枢·百病始生》亦云："夫百病之始生也，皆生于风雨寒暑，清湿喜怒。"说明邪气侵入人体是外感病发病的前提，凡病皆为邪气所致，无邪不发病。外感邪气主要是指外感六淫，即风、寒、暑、湿、燥、火六种自然界时行邪气。时行之邪侵袭肺卫，引起卫表不和，肺失宣降而为病。以恶风或恶寒，发热，头痛，鼻塞流涕，咽部不适等为主症，或伴有周身酸楚、咳嗽、胸闷、脘痞等。根据邪气不同，可分为外感风寒、外感风热、燥邪犯表、暑湿伤表或感受湿热。叶人教授熟谙《伤寒论》《温病学》理论，从邪气发病及传变的规律出发，在辨证网络体系中，灵活运用六经辨证、三焦辨证、卫气营血辨证，擅长运用经方，常常辨证精准，药到病除。叶人教授悉心研究五运六气，推测各年气候变化，分析自然界五运六气之太过与不及，审视流行疾病的病因，以指导临床辨证用药。现归纳叶人教授治疗急性上呼吸道感染的辨治经验如下。

1. 外感风寒证

感受风寒引起的感冒，常表现为恶寒重，发热轻，无汗，头身疼痛，鼻塞流清涕，咳嗽吐稀白痰，口不渴或渴喜热饮，舌苔薄白，脉浮紧。上述临床特点符合太阳病的症状，正如《伤寒论》经文第一条所述，"太阳之为病，脉浮，头项强痛而恶寒"。叶人教授常常指导吾辈，辨证的精髓在于抓主症，看到恶寒发热、头项强痛的症状，结合太阳病典型的舌脉，就能辨证，即"但见一证便是，不必悉具"。实际上一个外感风寒的患者也不会像《中医内科学》书上所描述的各种症状兼备，也可能合并其他内科杂病，这种时候需抽丝剥茧，抓主症尤为重要。跟师学习过程中，叶人教授也是反复告诫我们多读经典，多用经方，在掌握六经病提纲基础上，抓主症，分经论治，为青年中医师如何准确辨证指明了方向，可谓一语中的。叶人教授治疗外感风寒病证使用频率较高的方剂有桂枝汤、葛根汤、葱豉汤、荆防败毒散、麻黄汤等。叶人教授主张三因制宜，一个简单的外感风寒病证，考虑到南方地域偏于寒湿的特点，感邪后多伴有周身酸痛、头胀头重、颈部不适等表现，叶人教授在辛温解表的基础上加用散寒除湿、芳香燥湿之品，如苍术、防风、苏叶、羌活、白芷等，能快速减轻症状，缩短病程。对于体虚的患者，在解表退热后，叶人教授常加用适量太子参、黄芪益气扶正，增加机体防御能力，避免复感外邪。

【风寒感冒病案】

李某，女，45 岁。2017 年 1 月 22 日就诊。正值天气寒冷，患者诉 3 天前在健身房淋浴后，未完全吹干头发，出浴室返家途中受凉后觉恶寒，到家后当夜即发高热，汗闭不出，鼻塞声重，周身酸楚。服泰诺及感冒冲剂，汗出而热减，仍有畏风，低热，颈项部不适，鼻塞、流清涕，咳嗽，咳白黏痰，舌苔薄白，脉浮细。

辨证立法：浴后感寒，腠理紧闭，阳气不得发越，遂致高热，虽服药物发汗，仍有畏风，低热，颈项部不适，鼻塞、流清涕，咳嗽，咳白黏痰。辨证为风寒袭表，太阳经气不利，津液运行受阻，筋脉肌肉失于濡养，故项背强几几；风寒束表，卫阳被遏，故畏风。肺主皮毛，开窍于鼻，肺气不利故鼻塞咳嗽。治拟宣肺解表，调和营卫。方剂：桂枝加葛根汤加减。

方药：生白芍 15g，桂枝 10g，生甘草 6g，苦桔梗 10g，厚朴 10g，杏仁 10g（后下），葛根 15g，浙贝母 15g，前胡 6g，荆芥 8g，防风 8g，红枣 6 枚，鲜生姜 2 片。3 剂。

按语：洗浴后毛孔张开，寒邪入侵，汗闭不出而发高热，患者虽服泰诺退热，然邪气并未解除。《伤寒论》云："太阳病初得病时，发其汗……如太阳病证不罢者，不可下，下之为逆，如此可小发汗。"叶人教授用桂枝汤加减调和营卫，而非麻黄汤，考虑前期服西药发汗后寒邪已去半，太阳经气不利，卫表失和，桂枝、荆芥、防风达表祛邪，芍药养营通络，配伍生姜、大枣鼓舞中气，葛根升津液而舒筋脉，桔梗、杏仁宣降肺气，止咳化痰。现代药理研究提示桂枝汤具有调节体温、抗病毒，抗炎镇痛，抑制消化性溃疡，调节免疫等作用，叶人教授用桂枝汤加减治疗脾胃病、睡眠障碍，心悸、焦虑状态等，取效者十常八九。

2. 外感风热证

《外感温病篇》提出"风温为病，春月与冬季居多，或恶风，或不恶风，必身热、咳嗽、烦渴"。由风热病邪引起的感冒，主要表现为发热，微恶风寒，口渴，咽痛，头痛，舌边尖红，苔薄黄，脉浮数。叶人教授认为风属阳邪，其性开泄，易袭阳位，火热之邪其性炎热，易伤津液，易致肿疡。风热犯表首先侵犯肺卫，肺卫属上焦，因而治在上焦。风热之邪容易从卫分传至气、营分，出现卫气同病或热入心营的表现，症见肺热发疹，高热、咳嗽、谵语等。叶人教授运用金银花、连翘、淡竹叶、牛蒡子等轻清宣透之品，旨在疏风泄热，透邪外出。正如吴鞠通在《温病条辨》中云："治上焦如羽，非轻不举"。临床遇到一些幼儿急疹、孕妇受风感冒后咳嗽不止的情况，辨证属风热之邪犯肺者，叶人教授主张异病同治，用辛凉轻剂如桑菊饮、银翘散之类加入透疹、止咳化痰之品。对于流行性感冒属于表有寒里有郁热者，叶人教授主张用《伤寒六书》中解肌清热的柴葛解肌汤。

【风热感冒病案】

蔡某，女，41岁。2018年4月26日就诊。感冒两日，鼻塞声重，流涕，咽痛，咳嗽，声音嘶哑，痰吐不爽，发热，舌苔薄黄，脉浮数。查体可见扁桃体Ⅱ度肿大。

辨证立法： 风热外受，自卫表及肺，上呼吸道感染的症状明显，宜清热解毒，疏风散邪。

方药： 金银花 10g，连翘 10g，玄参 10g，芦根 15g，板蓝根 15g，白茅根 15g，金荞麦 15g，桔梗 10g，牛蒡子 6g，马勃 5g，杏仁 6g（后下），僵蚕 8g，大青叶 15g，木蝴蝶 6g，生甘草 5g

患者服药 2 剂后热退咳止，咽痛症状减轻，有少许鼻塞流涕，续服 2 剂。

按语： 该病案辨证属外感风热，当以辛凉解表，清热解毒法治之，予银翘散合普济消毒饮加减。银翘散出自《温病条辨》，适用于外感风热病邪引起的以发热为主症的急性上呼吸道感染病证。普济消毒饮出自《东垣试效方》，功效为清热解毒，疏风散邪，主治大头瘟，为治大头瘟的常用方。叶人教授认为风热毒邪属阳邪，侵袭头面部，容易出现咽部、头面部热邪壅滞的情况。叶人教授每用此方治腮腺炎、急性扁桃体炎，数剂即效。叶人教授重视药对的运用，常用在方中以增强疗效，如方中金银花配伍连翘芳香解表，清热解毒，白茅根配伍芦根清热凉血，利咽化痰，牛蒡子配伍马勃清热利咽散结，板蓝根配伍大青叶清热解毒，凉血利咽，桔梗、杏仁宣降肺气，木蝴蝶、甘草利咽开声。

3. 暑湿伤表证

《临证指南医案》卷五载："天之暑热一动，地之湿浊自腾，人在蒸淫热迫之中，若正气设或有隙，则邪从口鼻吸入，气分先阻，上焦肺金清肃不行，输化之机失于常度，水谷之精微亦蕴结而为湿也，人身一小天地，内外相应，故暑病必挟湿者，即此义耳。"薛生白《湿热病篇》提出："太阴内伤，湿饮停聚，客邪再至，内外相引，故病湿热。"由暑湿或湿热病邪引起的发热，多由素体脾虚，运化失常，复感暑湿或湿热之邪所致。叶人教授认为病机为暑湿遏表，湿热伤中，表卫不和，肺气不宣。叶人教授认为应该视湿与热的程度不同，分别论治。如湿重于热，表现为身热不扬，午后热甚，头重如裹，肢体困重，胸闷脘痞，鼻塞流涕，纳呆，大便溏，苔白腻，脉濡缓，当以新加香薷饮清暑祛湿解表；如热重于湿，表现为发热，口苦，鼻塞流浊涕，痰黏，心烦，口渴，小便短赤，苔黄腻，脉濡数，当以蒿芩清胆汤清胆利湿，和胃化痰治疗；若湿热并重，表现为发热，汗出不解，口渴不欲多饮，脘痞呕恶，便溏色黄，小便短赤，苔黄腻，脉濡数，当以芩连二陈汤分消湿热，宣通气机。

【暑湿感冒病案】

高某，女，50岁。2017年6月16日就诊。天气炎热，患者贪食生冷，夜间贪凉，晨起觉鼻塞流涕，头痛微热，身体沉重，腹痛如绞，腹泻4次，恶心呕吐，不思食，腰酸身倦，舌苔薄白，六脉濡数。

辨证立法：外感暑湿，内伤寒滞，阻滞中焦，胃失和降，故呕吐不食。脾失健运，清阳不升，清浊混杂而下故腹泻。卫表不和，故鼻塞流涕，头痛微热，当予祛暑化湿、醒脾和胃法治之。

方药：藿香10g，苍术10g，桔梗5g，炒白术10g，姜厚朴10g，广陈皮10g，云茯苓10g，炒扁豆15g，白通草5g，炒薏苡仁 30g，姜半夏 10g，紫苏叶 10g，干芦根 12g，炙草梢 5g，大红枣 10g，鲜生姜 3 片。

二诊：服药 2 剂，呕吐腹泻均缓解，只觉胸腹不适，食欲欠佳，全身酸软无力，无头痛发热。前方去芦根，加佩兰 10g，枳壳 6g，续服 5 剂。

按语：夏日暑湿熏蒸，脾失健运，又因贪食生冷，贪凉感寒，致使脾胃受伤。夏季感受暑湿或湿热病邪，以脾胃中焦症状为主，当以醒脾化湿兼解表。予藿香正气散加减，服药两剂，吐泻均止，二诊则以化湿理气，开胃和中为善后。叶人教授是脾胃病专家，重视调畅气机，恢复脾胃的正常生理功能，用药多芳香醒脾、化湿理气之品，少用苦寒燥湿之品。

4. 燥邪犯表

《黄帝内经》曰："诸涩枯涸干劲皴揭，皆属于燥。"清代喻嘉言在《医门法律》一书中提出"秋伤于燥"。燥邪犯表有明显的季节性，以初秋燥热偏盛之时多见。初起除发热微恶寒、咳嗽等肺卫表热证外，同时伴有口、鼻、唇、咽、皮肤等津液干燥征象。"燥金主于收敛，其脉紧涩"，风热燥甚怫郁在表可见脉象浮弦。《素问·阴阳应象大论》提出了"燥胜则干"的燥邪致病特点，《素问·至真要大论》确立了"燥者润之""燥者濡之"及"燥化于天，治以辛寒，佐以苦甘"等治燥大法。叶人教授认为燥邪犯表，初起邪在肺卫，肺气宣降失司，治宜辛润，宣肺透邪，治燥保肺。方剂宜选用桑杏汤、翘荷汤之类，辛透润燥。

【燥邪犯表病案】

叶某，女性，30岁。2017年9月28日就诊。自诉1天前去洞头海岛旅游，风吹日晒，回来后出现发热，微恶风寒，干咳或痰少而黏，鼻燥，咽干，口渴，舌边尖红，苔薄白乏津，脉右寸数大。

辨证立法：初秋燥热偏盛，燥热犯表，故见肺卫不和，发热，微恶风寒。燥邪伤津，故见干咳或痰少而黏，咽干鼻燥，口渴，舌边尖红，苔薄白乏津之征。脉右寸数大提示邪热在肺卫上焦。治宜辛凉甘润，轻透肺卫。

方药：桑叶10g，杏仁10g，北沙参15g，象贝15g，豆豉10g，栀子皮10g，梨皮10g，白茅根15g，桔梗10g，菊花8g。5剂。

按语：方中桑叶、豆豉、菊花辛散透热，疏解在表之邪；杏仁、象贝、桔梗宣肺化痰止咳；栀子皮、白茅根质轻而走上焦，能清上焦燥热；沙参、梨皮甘凉生津，养阴润燥。全方辛透而不伤津，润燥而不碍表，符合叶天士所云："当以辛凉甘润之方，气燥自平而愈。"叶人教授结合时令气候特点及患者临床表现，辨证准确，用药轻灵，药到病除。叶人教授嘱咐患者，病愈后可予百合、荸荠、石斛汁或芦根汤等生津润燥之品做食疗。

（方媚媚）

二、咳嗽

咳嗽是最常见的肺系疾病，有声无痰为咳，有痰无声为嗽，一般咳与嗽并见，故一般统称咳嗽。《素问·宣明五气》云"五气所病……肺为咳"，而《素问·咳论》又云"五脏六腑，皆令人咳，非独肺也"，可见咳嗽的病位主要在肺，而又与其他脏腑皆有相关。虽然全身各个脏器受损都能导致咳嗽，但从病因而言，可分为两大类，即外感咳嗽与内伤咳嗽。正如张景岳在《景岳全书·咳嗽》中所述："咳嗽之要，止唯二证，何为二证？一曰外感，一曰内伤而尽之矣……但于二者之中当辨阴阳，当分虚实耳。"外感者，外感六淫邪气也，外邪从口鼻或皮毛而入，侵袭肺脏，肺失宣降，引起咳嗽，正如程钟龄所著《医学心悟》所言："肺体属金，譬若钟然，钟非叩不鸣，风、寒、暑、湿、燥、火六淫之邪，自外击之则鸣。"内伤者，脏腑功能失调、内邪干肺所致，如情志不遂，肝气郁结，气机不畅，日久气郁化火，气逆上犯于肺而发为咳嗽；又如饮食不调，嗜好烟酒，辛温燥烈，熏灼肺胃，亦发咳嗽；又如脾失运化，变生痰浊，痰邪上扰，而使咳嗽久久不能已。

1. 外感咳嗽

叶人教授认为外感咳嗽之病因以风邪为主，风邪善行数变，易袭华盖之肺，起病迅速，感之则发，且易夹带他邪，如寒、热、燥邪。风寒咳嗽症见发热恶寒，咳嗽声重，痰白质稀，鼻塞流涕，肢体酸痛，舌淡苔白，脉浮紧。治宜解表散寒，宣肺止咳。叶人教授常用麻黄汤、桂枝汤、射干麻黄汤等伤寒经方。气急者可加桔梗、陈皮、金沸草、金荞麦等宣肺平喘；痰黏难咳者可加姜半夏、厚朴、白芥子等理气化痰。

风热咳嗽症见咳嗽剧烈，气粗声嘶，发热而不恶寒，咽喉肿痛，痰黄质黏，伴黄稠涕，舌红苔黄，脉浮数。治宜清热解表，止咳化痰。叶人教授常用桑菊饮加减。顽痰难出者可加青礞石、皂角刺、竹茹等化顽痰。咽喉肿痛者可加马勃、板蓝根、鱼腥草、射干、木蝴蝶、罗汉果等清热利咽。

风燥咳嗽症见干咳少痰，口干唇燥，痰白质黏，不易咳出，舌红少津，脉浮数。治宜疏风清肺，润燥止咳。叶人教授常用方为桑杏汤加减，心烦口渴者，可加石膏、知母、生甘草、粳米、天花粉生津止渴。

【外感咳嗽病案】

余某，女，25岁。2021年9月13日就诊。患者自诉5日前受凉后出现咳嗽咳痰，痰白质黏，伴恶寒发热，最高38.5℃，前往当地医院就诊，诊断为"急性上呼吸道感染"，予头孢克肟胶囊抗感染，阿斯美胶囊、复方甘草片止咳平喘等对症治疗后咳嗽仍未缓解，遂来我院中医门诊就诊。刻下症：患者，年轻女性，体形中等，阵发性咳嗽，咳嗽声重、急迫，伴有喉头明显痰鸣音，痰多质黏，不易咳出，痰色黄白相间，伴有低热37.8℃，无汗恶寒，咳嗽症状夜间加重，难以入睡，胃纳尚可，二便正常，舌淡苔薄白，脉浮紧。

辨证立法： 患者年轻女性，受凉后出现咳嗽咳痰，伴恶风发热，无汗而喘，喉中痰鸣，此为外感风寒之邪，侵袭肺卫，肺气失宣则发咳嗽喘息，营卫失和则无汗、发热、恶风，舌淡苔薄白，脉浮紧皆为外感风寒之象，辨证为外感风寒证，治宜解表散寒，宣肺止咳。

方药：射干麻黄汤加减。

射干 10g，生麻黄 9g，紫菀 10g，款冬花 10g，姜半夏 6g，细辛 3g，五味子 6g，生姜 5 片，大枣 3 枚。3 剂。

3 日后复诊，患者诉咳嗽喘息症状明显好转，体温正常，仍有咳痰，痰黄质黏，舌淡苔薄白，脉浮细。予前方中加竹茹 10g，陈皮 6g。7 剂。

按语：患者受凉后感受风寒邪气，遏郁肺卫，寒饮留滞，虽病发五日，脉象仍浮紧，邪气仍在太阳经表，治当解表宣肺，止咳化痰，射干麻黄汤为仲景治疗外感风寒，痰饮留滞之方，方中麻黄宣肺散寒，射干开结消痰，并为君药；生姜散寒行水，半夏降逆化饮，共为臣药；紫菀、款冬花温润除痰，下气止咳，五味子收敛耗散之肺气，均为佐药；大枣益脾养胃，为使药。诸药相配，共奏宣肺散寒、化饮止咳之功。用药 3 日，患者风寒表证明显好转，仍有黄黏痰，加竹茹清热化痰，陈皮理气化痰。

2. 内伤咳嗽

叶人教授认为内伤咳嗽多由脾、胃、肝、肾等脏腑病变，累及肺脏而致。所谓脾为生痰之源，肺为贮痰之器，脾虚湿困，痰邪内生，储于肺脏，壅遏气机，是为痰湿蕴肺证，症见咳声重浊，因痰而咳，痰出咳平，痰黏量多，色白成块，伴痞满少食，腹胀嗳气，舌苔白腻，脉濡滑。治宜燥湿化痰，理气止咳。叶人教授常用方为二陈平胃散加减。脾虚纳差可加党参、白术、薏苡仁、鸡内金健脾开胃；反酸嗳气可加浙贝母、海螵蛸、吴茱萸、干姜温中和胃。

肝为将军之官，主谋略，若思虑过重，情志郁结，气郁化火，灼伤肺阴，上逆侮肺，肺失清肃以致咳嗽，是谓"木火刑金"。症见咳嗽时作，咳嗽面赤，咽干口苦，有异物感，善太息，痰少难咳，症状随情绪波动而加重，舌红，苔黄，少津，脉弦数。治宜疏肝理气，降逆止咳。叶人教授常用方为八味解郁汤加减。胸胁胀痛者可加川楝子、香附、青皮理气止痛；头晕头痛者可加决明子、荷叶、天麻等平抑肝阳。

　　肺主呼吸，肾主纳气，咳嗽日久，母病及子，累及肾脏，常表现为肺肾阴虚之象。症见咳声短而促，痰白量少质黏，伴痰中带血，口干多饮，形体消瘦，潮热盗汗，舌红，少苔，脉细数。治宜滋阴润肺，止咳化痰。叶人教授常用方为麦门冬汤加减，并多配合羊乳根、北沙参、天花粉、玉竹、百合、五味子等药物加强滋阴润肺之功。若咯血较多可加黄芩炭、白及、焦栀子等清热止血。

【内伤咳嗽病案】

　　李某，男，90岁。因"反复咳嗽咳痰35年，复发伴加重3天"于2020年1月18日入住我院呼吸科病房治疗。患者35年前于冬日洗澡受凉后出现咳嗽咳痰，痰白质黏，伴胸闷气喘，未经正规治疗，咳嗽迁延不愈，时轻时重。每至秋冬季节，受凉则病情加重，反复多次住院。3天前咳嗽咳痰症状加重，痰白质黏，量少难咳，夹带血丝，伴胸闷气促，形体消瘦，入夜咳嗽加重，不能入眠。呼吸科诊断为"慢性阻塞性肺疾病急性加重期"，予抗感染、解痉、化痰、糖皮质激素雾化吸入等治疗后患者咳嗽症状未见明显好转，遂请叶人教授参加会诊协助诊疗。刻下症：男性，高龄，反复咳嗽长达35年，痰白质黏，难以咳出，时有夹带血丝，形体消瘦，肌肉不自主地跳动，胸闷气喘，神疲气短，纳差，畏寒，舌红，苔剥，脉弦数。

辨证立法：患者年老，多年前受寒后遗留咳嗽咳痰症状，迁延不愈，感寒复发，故风寒之邪为其病根，又因病程长久，肺阴亏耗严重，加之年事已高，脾肾虚衰，中焦水谷运化不利，纳差乏力，形容枯槁，肌肉不自主地跳动。辨为肺肾阴虚兼风寒证，治宜滋阴润肺，解表止咳。

方药：麦门冬汤合射干麻黄汤加减。

麦冬30g，姜半夏6g，紫菀9g，款冬花9g，生麻黄10g，射干10g，细辛3g，五味子9g，地龙15g，羊乳根15g，白及15g，陈皮9g，桑白皮9g，金沸草15g，杏仁10g（后下），生姜5片，大枣3枚。7剂。

1周后复诊，患者咳嗽、气喘症状较前好转，痰白质黏，易咳出，无咯血，咳嗽次数减少，胃纳仍不佳。前方去白及、地龙，麻黄减量至6g，加山药30g，莱菔子15g，茯苓15g，芡实30g。再服10剂。

又2周后患者出院前来门诊复诊，患者诉咳嗽症状持续好转，痰白质稀，易咳出，胃纳可，夜眠亦有改善，仍觉乏力气短，舌红苔少，脉细数。予前方去麻黄、杏仁、细辛，加党参15g，生黄芪30g，淫羊藿15g，仙鹤草30g，嘱其服用至春分时节。

按语：此为一例慢性咳嗽长达35年的病例，耄耋老人，身体状态差，久病迁延，病情复杂，兼有风寒、脾虚、肾虚、肺阴亏虚等病因，虚实夹杂，且经西医治疗后病情未明显好转。急则治其标，叶人教授以射干麻黄汤治风寒外感之表证，以麦门冬汤治肺肾阴虚之里证，方中麻黄解表散寒，射干止咳平喘，辅之以细辛、生姜、五味子，其为《伤寒论》中治寒痰咳嗽之药物，紫菀、款冬花、桑白皮、金沸草、杏仁皆是止咳平喘良药，麦冬、羊乳根滋阴润肺，地龙性寒味咸，具有定咳平喘之效，佐以白及，其为止血圣药，擅治肺胃出血。待表邪祛除，咳喘稍安，再辅之以山药、莱菔子、茯苓、芡实、党参、黄芪等健脾益气，淫羊藿、仙鹤草补肾填精，表证既解，自当要专注调补脾、肺、肾三脏以固疗效。

（周时更）

三、肺胀

肺胀为多种慢性肺系疾患反复迁延发作、经久不愈，最终导致肺气胀满、不能敛降的一类疾病，包括西医学中的慢性阻塞性肺疾病、慢性肺源性心脏病等。《金匮要略·肺痿肺痈咳嗽上气病脉证治》将其症描述为："上气喘而躁者，属肺胀"，"其人喘，目如脱状"，临床上可见胸部胀满，憋闷如塞，烦躁气促，喘息咳痰，甚至出现惊厥、神昏、喘脱等危重证候。肺胀病机为本虚标实证，本虚以肺虚为主，波及心、脾、肾诸脏；标实则以痰饮、郁热、瘀血交织为患，但在具体辨证时又有虚实偏颇之不同。叶人教授擅长应用经方治疗肺胀，笔者有幸跟诊学习，现将临床常见证候及叶人教授方药特色归纳如下。

1. 外寒里饮

肺胀由慢性肺系疾病迁延所致，而外感六淫邪气常是其急性加重的诱因。《诸病源候论·咳逆上气候》云"肺虚感微寒而成咳。咳而气还聚于肺，肺则胀，是为咳逆也"，肺为华盖，其脏本娇，若肺疾病久不愈，金气虚馁，则卫气不得宣发，皮毛失于外固，六淫所凑之处，在外必发寒热，在内郁闭肺气，故而"邪气与正气相搏，正气不得宣通，但逆上喉咽之间。邪伏则气静，邪动则气奔上，烦闷欲绝，故谓之咳逆上气也"，肺为水上之源，肺气不利则津液不布，水失其道则聚为痰饮，正气与邪气相搏，内饮与外寒相引，娇脏不堪其扰而宣降失司，清气不得吸入，浊气难以呼出，其人喘憋咳逆，痰塞气道，寒热并作，烦躁惊恐，口干不欲饮，舌暗苔白滑，脉浮而紧，此为肺胀急性发作期所常见之证候。

叶人教授认为，太阳主一身之表，为六经之藩篱，其气敷布于体表，直接起到卫护肌表、抵御外邪的作用，而肺合皮毛，包罗一身，风寒之邪，皆由皮毛而入，故太阳与肺共主表，太阳病最多见于肺系疾病，如《本草纲目》所言："是证虽属乎太阳，而肺实受邪气，其证时兼面赤怫郁，咳嗽有痰，喘而胸满诸证，非肺病乎？盖皮毛外闭，则邪热内攻，而肺气膹郁。"肺胀急性加重期邪气外闭，痰饮停肺，太阳为寒水之脏，气化而敷布周身，故叶人教授常拟太阳病篇小青龙汤解表蠲饮。若饮郁化热，烦躁面赤而脉浮，则予小青龙汤加石膏汤兼清郁热；若表寒不著，喉间痰鸣，可予射干麻黄汤。此阶段为病之初起，如治之得法，有截断病势之功。然青龙、麻黄之辈药性燥烈，用之不当易发散太过，伐阴动阳，于年老下虚之人尤要谨慎，若服后出现头晕心悸，夜难成眠，甚至气息不可接续，叶人教授常仿张锡纯从龙汤、来复汤之义，生白芍、山萸肉酸敛将脱之元气，用生龙骨、生牡蛎潜镇龙雷之火，其中生白芍既可平肝火而柔肝阴，又可敛阴气而制肝阳，牡蛎另有化痰之功，合半夏可燥湿化痰，四药相合，如先添油而后覆灰，对抗青龙拔肾根之弊。

2. 痰热瘀结

刘完素《素问病机气宜保命集·病机论》中在注明"诸胀腹大，皆属于热"时认为郁热为肺胀的病机之一，其曰："肺主于气，贵乎通畅。若热甚则郁于内，故肺胀而腹大。"若肺胀病初外感已解，其人体质阳气旺盛，或用药过于辛热，痰饮从阳化热，痰热相合，胶结难解，可见咳吐黄痰，痰黏难咯，喘息气粗，目如脱状，身热烦躁，溲黄便干等症。《丹溪心法》云："肺胀而咳，或左或右，不得眠，此痰夹瘀血，碍气而病，夹痰瘀血，遂成窠囊。"痰热为实邪，可阻碍气机，瘀阻血脉，又因肺朝百脉，肺气虚衰则血脉不利，进而则郁而为瘀，终致痰热与瘀血错杂为患，可兼见唇色紫暗，舌质瘀斑，舌下络脉怒张等瘀血内停之象，并贯穿肺胀病程始终。临床上可见到，慢性阻塞性肺疾病急性加重期多有不同程度的肺部感染伴通气障碍、低氧血症，感染则咳痰色黄，缺氧则唇暗紫绀，正与中医所讲痰热瘀结的病机相契合。

针对此证，叶人教授常拟越婢加半夏汤加当归、桃仁、丹参、红花等活血通脉之品。其中越婢加半夏汤清热化痰，宣肺平喘，原方重用麻黄意在宣肺涤饮，也可疏散未尽外邪，配合石膏一则制约麻黄发汗之力，二则清肃痰饮结热，半夏、生姜双双增强麻黄化饮效力，另伍甘草、大枣缓石膏苦寒伤胃之弊。同时该证常见气道痉挛而导致呼吸费力，故具有"目如脱状"的特点，用甘药亦可改善支气管平滑肌痉挛，有"甘可缓急"之义，也可加用地龙、僵蚕、白芍等柔肝解痉。若邪热壅盛可合麻杏石甘汤、桑白皮等清泄郁火；若痰涎壅盛，不得平卧，可合葶苈大枣泻肺汤、三子养亲汤等化痰平喘；若咳吐脓痰腥臭，可合千金苇茎汤解毒排脓；若瘀血较甚，可合血府逐瘀汤行气活血。另外，叶人教授在此期尤重视下法的运用。《素问·逆调论》曰："不得卧而息有音者，是阳明之逆矣。"《伤寒论》曰："阳明之为病，胃家实也。"阳明为多气多血之经，其本气为燥，治不得法，气血损伤，必将转为阴病。肺胀患者病情日久，脾胃功能低下，运化乏力，或痰热化燥，伤及阴液，皆可导致大便难，合理采用通利大肠之法将有助于改善肺胀患者痰阻络瘀、肺气不宣的病理状态。故根据患者体质虚实、邪实程度可酌选承气汤辈，因承气非为结粪而生，专为祛邪而设，方中大黄既可破气攻下，更可活血泄热，或酌情化裁为宣白承气汤治疗痰热蕴肺证，亦可选用桃核承气汤加强攻下瘀热，或增液承气汤兼顾养阴润燥，壅滞得除，肺气得降，则喘咳自减。

3. 肺肾气虚

《灵枢·胀论》言："肺胀者，虚满而咳喘。"《类证治裁·喘证》言："肺为气之主，肾为气之根，肺主出气，肾主纳气，阴阳相交，呼吸乃和，若出纳升降失常，斯喘作矣。"肺胀患者久咳难愈，肺气耗散，久病殃肾，肺肾两虚，上虚则声低气怯，心悸胸闷，倚息不能平卧，痰白如沫，下虚则呼吸浅短难续，甚则张口抬肩，腰膝酸软，小便清长，舌暗淡苔白润，脉沉细，因此肺胀在正虚邪微的迁延期或缓解期，应以扶正固本为治，而扶正又以补肺益肾为要。

《素问·脏气法时论》云："肺欲收，急食酸以收之，用酸补之，辛泻之。"叶人教授认为肺的主要功能重于收敛方面，唯其富有弹性而能收敛，方始能使浊气呼出，换取清气吸入，而肺胀恰恰是由于肺气胀满而不能收敛，气机不得宣通，清气难升，浊气不降，从而滞于胸中。故叶人教授临证强调益气酸敛之法，在补肺益肾的基础之上，"急食"酸味之品以酸为补，意在通过增强吸气功能从而改善呼气功能，常以《是斋百一选方》皱肺丸为基础，所谓"皱肺"即形象地比喻使已经失去伸缩之能的膨胀肺叶恢复收缩韧性，选药五味子、人参、桂枝、款冬花、紫菀、杏仁、白芍、丹参等。方中五味子五味悉具而以酸甘为主，配合白芍上敛肺气，下滋肾阴，宁嗽定喘，人参为臣，大补肺肾元气，二药相合，上下同滋，金水相生；款冬花、紫菀、杏仁润肺下气，止咳化痰；再佐桂枝温阳活血，丹参清心通脉。若肾气亏损较甚，加蛤蚧、山茱萸、坎脐、菟丝子等补肾纳气；若脾虚便溏，可合六君子汤、玉屏风散、参苓白术散补土生金；若痰浊阻肺，可合三子养亲汤、苏子降气汤化痰降气。叶人教授在酸敛益气的同时亦不忘开宣肺气以排出浊气壅滞，常予蜜麻黄、升麻、桔梗、杏仁等宣肺化浊之品，使得全方敛中有散，升降同调，方能使肺叶张弛有度。

4. 阳虚水泛

《石室秘录》指出："命门，先天之火也……肺得命门而治节……无不借助命门之火而温养之。"肾为先天之本，藏命门之火温煦肺脏，肺得以主治节，肾又为主水之脏，其气化作用贯穿水液代谢的始终，而肺为水之上源，肺、肾等相互配合，共同主持机体水液代谢。《金匮要略·痰饮咳嗽病脉证并治》曰："咳逆倚息，气短不得卧，其形如肿。"肺胀患者久病咳喘，肺肾两虚，迁延难愈则气损及阳，阳气虚衰则蒸腾气化功能减退，水气停聚，变动不居，射肺则咳喘不得卧，凌心则心悸痹痛，上泛头目则眩晕欲仆，饮停于胃则脘痞呕恶，饮溢肌肤则水肿尿少，另可见到舌淡苔滑，脉沉虚数或结代等阳虚水泛之象。

对于温阳利水之法，叶人教授颇有心得，若元阳不足，下半身肿，小便清长，常用真武汤合五苓散加减，或合葶苈大枣泻肺汤，方以附子峻补肾阳，桂枝温通心脉、平冲降逆，可减慢心率、降低心肌耗氧量，对于心率低于80次/分者尤适宜；葶苈子泻肺逐水，可配合西药强心利尿剂有显效；若阴阳两虚，合济生肾气丸阴阳双补，化气行水；若表寒未解，太少同病，或平素易感冒，受风则咳喘易发作者，予麻黄附子细辛汤温阳散寒；若面浮肢肿，加用防己黄芪汤益气利水，如伴胸腔积液，加用牵牛子、泽兰、泽泻、猪苓等泻肺逐水；若血瘀甚，发绀显著，加水红花子、丹参、赤芍、益母草、北五加皮等活血利水。利水之法过度易伤津耗气，尤其于年老体弱之人当适可而止，待水去饮化后，参肺肾气虚证论治。

【肺胀病案】

杨某，男，73 岁，2022 年 9 月 27 日初诊。有慢性阻塞性肺疾病病史 10 余年，自发病以来反复咳喘，多于春冬加剧，每次发作后于当地医院行化痰、抗感染等治疗后缓解。半月前受凉后出现咳嗽咳痰，痰白清稀，呼吸费力，胸闷如塞，腰膝酸软，形寒肢冷，二便可，测血氧饱和度 95%，心率 96 次 / 分，胸部 CT 提示双肺散在感染灶，唇暗舌紫，舌下脉络青紫曲张，脉细涩。证属肾阳虚惫，痰瘀阻肺。治宜温补肾阳，活血化痰。方药：肉桂 6g（后下），制附片 6g（先煎），白芍 15g，茯苓 15g，党参 15g，炒白术 15g，炙甘草 6g，当归 15g，葶苈子 15g，紫苏子 15g，白芥子 15g，莱菔子 15g，牡丹皮 10g，桃仁 10g，柴胡 10g，前胡 15g，枳壳 10g，桔梗 10g，生姜 3 片，大枣 3 枚。7 剂，水煎服，日 1 剂。1 周后患者复诊诉咳痰胸闷明显减轻，守方调治半月，诸症悉平。

按语：该患者老年男性，有慢性阻塞性肺疾病病史 10 余年，反复发作，致肺气耗散，宣降失司，浊气不出，清气难入，故见胸闷咳喘，呼吸费力；病久及肾，气损及阳，痰饮内生，壅塞于上，则见痰多清稀，下元虚损，不得温煦，故见腰膝酸软，形寒肢冷，唇暗舌紫，脉细涩为阳虚血瘀之象。叶人教授擅长多方合用，该方亦由数方复合而成，其中以真武汤温补肾阳为主，合四君子汤健脾燥湿、三子养亲汤、葶苈大枣泻肺汤、苏子降气汤降气祛痰，血府逐瘀汤活血化瘀，桔梗、枳壳升降气机，六方主次分明，各司其职，相辅相成，共奏温补肾阳、涤痰祛瘀之功，故最终收得满意疗效。

（温芃芃）

第二节　脾胃、肝胆系常见病证

一、腹痛

1. 功能性消化不良上腹痛综合征

功能性消化不良上腹痛综合征是指以上腹痛、上腹灼热感、餐后饱胀、早饱、嗳气、食欲不振等胃肠功能紊乱症状为主要表现，除外器质性疾病的一组临床综合征。随着人们生活节奏加快，工作压力增大，该病的发生率日益增高，且症状迁延难愈，反复发作或持续存在，难以根治，逐渐成为严重影响患者生活质量的一大医学难题。根据其症状表现，可归于中医学"胃脘痛""嘈杂"等范畴。叶人教授治疗功能性消化不良上腹痛综合征经验丰富，思路独到，擅长运用经方化裁治疗。

（1）寒热错杂证

脾胃同属中焦，有阴脏阳腑之别，胃为阳腑，其病多热；脾乃阴脏，其病多寒。患者因饮食、情志等原因导致脾胃受损，久则脾胃虚弱，不能运化水谷精微充养机体，复感风寒湿热等外邪，导致寒热交错阻于中焦，寒邪伤及中焦阳气致中阳不运，热邪耗伤中焦胃阴致胃阴亏耗，寒热错杂，使中焦气机失调、阴阳亏耗，脾不升清、胃不降浊，而发为痞满。叶人教授针对此证患者治拟辛开苦降、和胃开痞、寒热共调，运用仲景经方半夏泻心汤加减治疗，取得一定疗效。

【寒热错杂证病案】

林某，男，29岁，务工人员。患者脘腹胀痛6月余，饥饿时更甚，痛时喜按喜暖，伴餐后烧心吞酸，嗳气频频，口干口苦，大便略溏，常日行数次，舌质红，苔稍黄腻，脉沉滑。追溯病史患者过往贪凉饮冷，胃镜及腹部B超均未见明显异常，辗转多处接受中西医治疗，曾服用奥美拉唑等质子泵抑制剂，停药后烧心泛酸即复发，中药治疗多以健脾和胃为主，但效果不甚明显。

辨证立法：患者脘腹不适，又曾贪图凉食，病程日久，寒热虚实夹杂于心下，脾胃气机乖乱，此时清浊之气相干，乱于胸中，周身气血因此逆乱而行。辨证为寒热错杂型痞证。治拟辛开苦降甘补，寒热虚实共调，以半夏泻心汤加减治疗。

方药：黄芩、陈皮、厚朴各10g，大枣、姜半夏、党参、浙贝母、海螵蛸、炒枳壳各15g，薏苡仁、茯苓、炒白术各30g，紫苏梗12g，黄连5g，吴茱萸3g，干姜、炙甘草各6g。7剂，每日1剂，水煎服。

药后复诊诉烧心、嗳气均减少，口苦消失，大便日行1次，但黏腻不爽。原方黄连减至3g，加木香10g，六神曲15g，继服14剂，余症缓除，随访1年未发作。

按语：本例患者心下痞满，寒热错杂，若单以理气止痛剂往往方不对症，理应辛开苦降甘补，寒热虚实共调。半夏泻心汤在《金匮要略》中治"呕而肠鸣，心下痞者"。因此，中焦衰惫，寒热错杂致呕利痞者，均可用本方加减治疗。方中君以姜半夏辛散降逆消痞；干姜辛热温中而兼止痛之功；黄芩、黄连苦寒泄热除痞；党参、大枣、甘草补益脾胃以复升降之功。本方寒热同用和其阴阳，苦辛共济调其升降，补泻兼施顾其虚实，治疗中配合乌贝散、左金丸制酸和胃止痛，半夏厚朴汤宽中降逆消痞，二陈汤理气化痰，枳术丸健脾涩肠，木香醒脾导滞，六神曲和胃消食，全方切中肯綮，服之便安。

（2）气血两虚证

叶人教授认为功能性消化不良上腹痛综合征的病机关键是脾胃中虚，或有先天禀赋不足，素体脾胃气虚，或因久病损伤脾胃阳气，而致中焦升降无权，温运不能，发为功能性消化不良。《普济方·虚劳心腹痞满》云："夫虚劳之人，气弱血虚，荣卫不足，复为寒邪所乘，食饮入胃，不能消化，停积于内，故中气痞塞，胃胀不通，故心腹痞满也。"叶人教授认为，脾胃为仓廪之官，主受纳和运化水谷，若先天不足，又后天失养，加之长期饥饱失常、劳倦久病等，终将损脾伤胃，使气虚而滞。虚痞者，虚不耐邪扰，病程较久，故病情变化无常，病机复杂多样，治疗上采用经方黄芪建中汤治疗，疗效显著。

【气血两虚证病案】

薛某，女，37岁。4个月前曾有流产史，近来神疲乏力，纳差，时有餐后腹部隐痛，喜温喜按，伴失眠难寐，月经周期不规则，每至时量多色淡暗，面色少华，舌质淡红，苔薄白，脉细弱。胃镜未提示异常，查血红蛋白92g/L。

辨证立法： 患者脾胃虚衰，气血营卫乏源，继而统血失权，血不归心，故见纳差，乏力，腹痛，喜温喜按，伴失眠难寐。面色少华，月经量少，舌质淡红，苔薄白，脉细弱亦是脾胃虚弱、气血不足之征象。辨证为气血两虚。治拟补气和中，予黄芪建中汤加减。

方药： 黄芪、饴糖、鸡血藤、酸枣仁各30g，桂枝8g，炒白芍、大枣、党参、茯苓、炒白术、龙眼肉各15g，炙甘草、生姜各6g，当归10g。7剂，每日1剂，水煎服。

于每月经后服7剂为1个疗程。同方连续服用21剂后，血红蛋白升至118g/L，临床症状明显改善。

按语： 《黄帝内经》谓："脾者土也，治中央，常以四时长四脏。""五脏者，皆禀气于胃。胃者，五脏之本也。"脾胃既虚，则气血营卫乏源，统血失权，血不归心，而致诸症。综其病机，当以建中为要，即尤怡所谓："欲求阴阳之和者，必于中气，求中气之立者，必以建中也。"故以黄芪建中汤为主方，辅以归脾汤补血养心。黄芪建中汤出自《金匮要略》，主治虚劳里急，诸不足。方中饴糖甘温质润而补虚益阴，缓急止痛；黄芪益气补中，二者共为君药。桂枝辛甘温阳，合君药辛甘化阳以建中。白芍柔肝，合饴糖酸甘化阴以益阴血。佐以生姜、大枣补中，共同鼓舞中州之气。本例中并加归脾汤加强补养气血。气血既补，化源既足，中焦之气得以生发，诸症可消。

（黄佳杰）

2. 结肠炎

临床上常见的结肠炎可见于细菌、病毒感染引起的急性肠炎，慢性感染所导致的慢性结肠炎以及炎症性肠病。急性肠炎临床表现为发热、腹痛、腹泻，伴恶心呕吐。按感染的病原体不同，治疗各异。慢性结肠炎是由细菌的慢性感染导致的结肠炎，临床常表现为腹痛、腹泻、黏液脓血便，无发热症状。溃疡性结肠炎是自身免疫性疾病，是由机体免疫功能异常导致的肠道炎症，临床治疗主要包括氨基水杨酸类、激素、免疫抑制剂等药物治疗以及饮食方面的调整，部分患者可加用生物制剂，或手术治疗。结肠炎属中医"腹痛""腹泻"范畴。病位在大肠，与脾、胃、肾密切相关。《黄帝内经》对腹痛的病因病机有较为全面的认识。《素问·举痛论》云："寒气客于小肠，小肠不得成聚，故后泄腹痛矣。""寒气客于肠胃之间，膜原之下，血不得散，小络急引故痛。""热气留于小肠，肠中痛，瘅热焦渴，则坚干不得出，故痛而闭不通矣。"《素问·气交变大论》曰："岁土太过，雨湿流行，肾水受邪，民病腹痛。"指出了寒邪、湿邪、热邪等是导致腹痛发生的主要原因。泄泻的主要病机是脾虚湿盛或肾阳亏虚，脾失温煦，脾胃运化功能，肠道分清泌浊、传导功能失司。

叶人教授认为结肠炎的病机复杂，有虚有实，有寒有热。证型可分为脾虚湿盛型、湿热内蕴型、脾肾阳虚型、寒热错杂型。证属脾虚湿盛者，叶人教授治以健脾祛湿，方用平胃散、四君子汤或参苓白术散等；证属湿热内蕴者，叶人教授治以清利湿热、调理气血，方用葛根芩连汤、地榆槐角丸、当归芍药散；证属脾肾阳虚型者，叶人教授治以温肾健脾、固涩止泻，常用方剂有附子理中汤、四神丸、赤石脂禹余粮汤；证属寒热错杂者，叶人教授治以辛开苦降、清上温下，方用乌梅丸、半夏泻心汤等。

【脾肾阳虚泄泻病案】

蔡某，男，49岁。2021年3月26日就诊。5年前曾患腹泻，自服成药数日，腹泻次数减少，未就诊。以后逐渐出现五更鸡鸣泻。自2021年初感染新冠病毒恢复后，每日大便溏稀，晨起即泻，觉乏力明显，四肢怕凉，伴恶心、肠鸣辘辘，小便短少，舌苔白垢，六脉沉弱。

辨证立法：鸡鸣泄泻属肾虚，肾司二便，故有腹泻溲少。六脉沉弱，虚寒之征；舌苔白垢，寒湿不化，拟理中汤合四神丸加味治之。

方药：补骨脂15g，五味子9g，吴茱萸5g，炒黄连3g，肉豆蔻6g，党参15g，附子5g（先煎），苍术炭6g，茯苓12g，炒白术12g，禹余粮15g，炮姜炭12g，炙甘草3g，大枣15g。

二诊：服药10剂，见效，未见五更泻，大便时间延至中午，便溏。体力增加，食欲增进，已无恶心，小便增多，效不更方，继续服用7剂。

三诊：大便每日一次已成软粪，肠鸣止，食欲增加，拟用丸药收功。每日早服四神丸10g，晚睡前服附子理中丸1丸。服用2月。

按语：鸡鸣腹泻即五更泄泻，辨证为肾虚之候。"肾者胃之关"。关门不固，则气随泻去，气去则阳衰，因而中寒内生，当治以温肾阳。考虑泄泻无不与脾胃有关，不独温肾，亦应温补脾胃，则收效愈速。叶人教授采用温肾健脾，固涩止泻之法，以调补脾肾，祛除宿疾，体现了重视先后天的治病思想。

【寒热错杂泄泻病案】

赵某，男，47 岁。2012 年 2 月 25 日初诊。自述其近 2 周忙于应酬，饭桌上大鱼大肉，推杯换盏，晨起腹痛腹泻，或溏或如水样便，泻后稍舒，每日 3～5 次，病情时轻时重。服用黄连素片、庆大霉素溶液等药可缓解。既往 7 年前曾患"急性菌痢"，病后调养不当，饮酒及进食油腻食物后，常发作腹痛腹泻。刻下症：神疲乏力，消瘦，口淡乏味，稍不慎饮食即觉腹痛欲便，舌质淡，苔薄白，脉沉细。大便常规见少量红、白细胞，肠镜检查提示慢性溃疡性结肠炎。

辨证立法：患者曾患菌痢，病后调理不当，湿热余邪留滞肠络，每饮食不节，复伤脾胃，即出现腹痛腹泻，病机为寒热错杂，湿滞气机。治疗当以辛开苦降，温阳健脾，涩肠止泻，扶正兼顾祛邪。予乌梅丸加减。

方药：乌梅 15g，黄柏 10g，炮姜炭 15g，黄连 6g，附子 10g（先煎），人参 15g，焦白术 15g，当归 10g，肉桂 5g（后下），花椒 3g，细辛 3g。每日 1 剂，7 天为 1 个疗程。服药期间忌食生冷辛辣，少食油腻滑肠之品。

二诊：患者乏力减轻，腹痛腹泻缓解，能食少量肉类。继以上方去当归加怀山药 20g，再服 1 个疗程。

三诊：患者体重有所增加，神疲乏力、腹痛腹泻症状明显缓解，嘱其服用乌梅丸，每服 6～9g，每日服 2 次，淡盐水冲服，连服 3 个月以善其后，并加强饮食卫生，忌食生冷燥辣、肥甘厚味。

按语：慢性溃疡性结肠炎中医属"久泻""久痢"范畴。多因饮食不节、外感寒湿或湿热而发，病久脾虚，运化失职，清浊相混，合走肠间而泻。久病伤阴，累及脾肾，终致阴阳俱虚，寒热错杂，正虚邪实，故腹泻反复发作。乌梅丸出自《伤寒论·厥阴病篇》，张仲景专为"蛔厥"症而设，并主久痢。叶人教授认为胃肠病证属寒热错杂者，理应辛开苦降，寒热并用，其运用乌梅丸治疗溃疡性结肠炎，常常收到满意的效果。乌梅丸中乌梅酸甘化阴以坚脾阴，黄连、黄柏苦寒燥湿，清利肠道湿热，炮姜炭、附子、肉桂温补脾肾以散寒，细辛、花椒辛味散寒止痛，人参、白术益气健脾，全方共奏辛开苦降、温中健脾、涩肠止泻之效。腹痛甚者加延胡索 15g，川芎 10g；大便呈黏液便，肛门里急后重者加地榆炭 30g，槐花 15g，枳壳 15g；久痢久泻者加炒诃子 15g，仙鹤草 15g，炒山楂 15g。

【脾虚泄泻病案】

单某，男，33 岁。2016 年 9 月 25 日初诊。腹泻 1 周余，每日解黄色稀水样便 3～5 次，夹有食物残渣，每次量不多，腹部喜暖，稍一受凉，即出现腹痛腹泻，乏力，不思饮食，口淡无味，嗳气，头昏沉，粪便可见少量黏液，无里急后重感，未见脓血便，无发热。发病前 3 日曾多次食用龙虾配冰啤酒。

观其体形偏胖，舌质淡红，舌体胖大，水滑舌，舌边有齿痕，苔白，脉沉。大便常规检查黄色，黏液便，白细胞 4～6 个 /HP，红细胞 1～3 个 /HP，血常规正常，大便培养、霍乱弧菌检测均正常。结肠镜检查示慢性结肠炎。

辨证立法：辨证为脾虚湿盛泄泻，治疗当益气健脾，化湿止泻。予参苓白术散加减。

方药：党参 30g，茯苓 15g，炒白术 15g，白扁豆 20g，陈皮 6g，山药 15g，炙甘草 6g，薏苡仁 30g，砂仁 6g（后下），葛根 15g，六神曲 15g，紫苏叶 10g，仙鹤草 15g，莲子肉 15g。7 剂，水煎，每日 1 剂，分 2 次温服。忌生冷油腻。

服药 3 天后大便已成形，每日解黄色稀软便 2～3 次，乏力减轻。前方续服 5 剂。大便成形，腹部怕凉缓解。

按语：《素问·阴阳应象大论》曰："湿盛则濡泄。"患者体形偏胖，胖人多痰湿。腹泻结合贪食冷饮史，辨为内伤饮食，脾胃损伤。脾胃运化功能失职，脾虚生湿，清阳不升，故乏力，头昏沉；湿邪阻滞气机，不通则痛，故腹痛；"清气不升则生飧泄"，湿浊不化，混杂而下，故腹泻。叶人教授运用经方参苓白术散治疗，健脾助运，化湿止泻，用方精准，故收效显著。

【湿热泄泻病案】

林某，男，12 岁。2018 年 6 月 25 日就诊。前日在学校用中餐后，下午回家突然出现腹痛泄泻，一日 4～5 次，呈黄色稀水便，腹痛即泻，便后有下坠感，伴恶心呕吐，发热，食欲不振，小便黄。舌淡红，苔薄黄，脉象弦数略浮。大便常规白细胞 4 个 /HP，隐血弱阳性，肛拭子诺如病毒核酸检测阳性。

辨证立法：患儿脾胃虚弱，饮食不洁，感受外邪，湿热中阻，气机阻滞，脾胃失健，故恶心呕吐，水湿不化，谷反为滞，混杂而下，故腹痛腹泻，病在中焦，脉象弦数，内蕴有热。治疗当清利肠道湿热，予葛根黄芩黄连汤加减。

方药：煨葛根 15g，炒黄芩 6g，酒黄连 5g，苍术炭 8g，血余炭 6g，炒车前子 10g，白术炭 12g，焦鸡内金 10g，炙草梢 3g，通草 5g，炒薏仁 30g，怀山药 20g，木香 8g，赤茯苓 10g，紫苏叶 8g。

服 3 剂，患者体温正常，腹痛泄泻治愈。

按语：《伤寒论》曰："太阳病，桂枝证，医反下之，利遂不止，脉促者，表未解也，喘而汗出者，葛根芩连汤主之。"葛根芩连汤用于太阳阳明合病。叶人教授分析诺如病毒感染引起的急性肠炎，为表里同病，可予葛根芩连汤解表清里，表里双解。现代药理研究提示葛根、黄芩、黄连有抗病毒、抗菌退热、解痉、抑制胃肠运动等作用。叶人教授在葛根芩连汤基础上加用消导药物，如白术炭、焦鸡内金、炒薏苡仁、怀山药、苍术炭等助脾胃运化，紫苏叶、木香行气导滞，加上通草、赤茯苓、车前子淡渗利湿之品，以达到利小便实大便的治疗目的。叶人教授治泻痢诸病常用炭类药，既可促进水分吸收，又能保护肠黏膜，临床经验值得借鉴。

（方媚媚）

3. 胆囊炎、胆囊结石

叶人教授认为，肝胆互为表里，胆气主升依赖肝气之条达，肝气疏泄正常，则胆汁生成、排泄正常，若因情志不遂，胆汁内郁，或因饮食失节，脾失健运，气机不利，胆腑不通，或因蛔虫行入胆道，胆汁被郁，或因感受湿热毒邪，胆气不利，发而为病。本病病位在胆，但与肝、脾关系密切，病机当以肝胆郁滞为本，久病可入络，或因反复发作而见虚证。叶人教授临证喜用小柴胡汤合当归芍药散加减治疗胆囊炎。

叶人教授十分推崇何秀山《通俗伤寒论》中提出的观点："足少阳胆，与手少阳三焦合为一经。其气化，一寄于胆中以化水谷，一发于三焦以行腠理。若受湿遏热郁，则三焦之气机不畅，胆中相火乃炽。"胆经与三焦经同属少阳，在生理上相互协同，共同完成气的化生及输布；病理上相互影响，胆经枢少阳之气而疏泄胆汁，可助脾土运化水谷；三焦经枢全身上下升降之气，为气津通行之道，能够助气、津布散周身，若湿热阻滞三焦气机，经气布散不利，则胆中相火炽盛，煎熬成石。临证常采用通利少阳法治疗胆石症。

【胆囊炎病案举隅】

黄某，男性，67 岁。2018 年 9 月 22 日初诊。患者平素喜进食肥甘厚味之品，近半年来反复腹胀不舒，时有腹痛，排便不畅，大便溏滞不爽，肠鸣矢气，纳尚可，夜寐多梦，舌质暗红，边有瘀斑，苔白，舌中微腻，脉弦细。外院 B 超提示胆囊炎。

辨证立法：患者平素喜食肥甘厚味，故脾胃纳运失健，因虚而致实，故见腹胀不舒；同时，又因局部气机不利，胃肠气机升降逆乱，或泄泻，或便秘，或泄泻与便秘交替发作，而肝主一身气机升降出入，胃肠之气逆乱则全身气机阻滞，肝之气机亦郁而不通；气行血行，气滞则血瘀，气机阻滞，血行不畅，则有瘀血内停，故舌质暗红，边有瘀斑。故本例仍以脾壅肝郁为其本，治法当以肝脾同调为要。

方药：小柴胡汤合当归芍药散加减。

柴胡 12g，黄芩 10g，太子参 15g，炙甘草 6g，姜半夏 10g，当归 10g，炒白芍 15g，泽泻 25g，川芎 10g，茯苓 15g，炒白术 10g，茵陈 15g，厚朴 10g，蒲黄 8g，木香 6g，薏苡仁 30g。

按语：本案以小柴胡汤合当归芍药散加减治疗胆囊炎。治疗重在掌握好"通补兼顾不宜滞"的原则。方中柴胡疏达经气，调畅肝之气机，黄芩清泄邪热，两药相合，一者升散，一者降泄，使枢机得利，气机得畅；半夏和胃降逆；太子参、炙甘草补中益气；白芍柔肝木而缓脾土，与柴胡相伍，加强调肝疏肝之力；当归养血活血，川芎为血中之气药，两者相伍，既可活血止痛，亦可养血；白术、茯苓健脾益气，使气血生化有源，气血充盛则气机流通，不生壅滞；泽泻利水渗湿，利其水邪，以消壅塞；茵陈利胆，厚朴、木香行气通腑；薏苡仁化湿；蒲黄活血化瘀；诸药合用，共奏肝脾同调、行气通腑之效。对于胆囊结石的患者，叶人教授主张配伍蒲黄等活血化瘀之品；或加入沉香等行气之品。若小便不利，可予车前子；若舌苔厚腻，可予槟榔、厚朴、草果仁行气化湿。

【胆石症病案举隅】

李某，女性，2022年3月12日就诊。患者诉既往有胆囊结石病史，近一年上腹部、胸胁胀痛反复发作，伴嗳气反酸，大便溏滞不爽，不思饮食，夜寐欠安，情志不舒，舌红苔黄腻，脉数而右关滑左关弦。

辨证立法：患者平素情志不舒，胆经气郁，则胸胁胀痛。气郁日久，煎熬成石，故见胆囊结石，胆囊结石为胆石症中最常见的一种类型。胆热则吐苦，犯胃则吐酸。脾气虚弱，气机不畅，则大便溏滞不爽。脉右关滑主痰湿郁于脾肺，左关弦主胆郁气滞。治拟通利少阳。

方药：通利少阳方加减。

柴胡10g，黄芩10g，姜半夏10g，党参15g，甘草5g，竹茹10g，枳壳10g，陈皮10g，茯神15g，厚朴10g，槟榔12g，草果仁6g，沉香曲6g，乌药10g，浙贝母10g，海螵蛸10g，酸枣仁15g。

按语：本方为叶人教授自拟方，以和解少阳的小柴胡汤合方分消走泄通三焦的温胆汤、行气降逆的四磨汤作为基础方。方中柴胡、黄芩相配伍，为和解少阳之基本结构。半夏、竹茹、浙贝母、海螵蛸和胃降逆，党参、甘草健脾益气，枳壳、陈皮、沉香曲、乌药理气，槟榔、厚朴、草果仁行气化湿，茯神、酸枣仁安神，诸药合用，共奏通利少阳、行气化湿之功。若患者兼见口苦纳呆，可予黄连、吴茱萸、瓜蒌皮；若夜寐欠安，可予远志、郁金、石菖蒲、龙骨、炙龟甲。

（单卓程）

4. 胰腺炎

叶人教授认为，根据胰腺炎发病特点，该病可归属为中医学"腹痛""胃痛"等范畴。本病多因饮食不节、情志不调、虫石内积、感受外邪而致肝胆疏泄失职，湿热郁于肝脾，热蕴日久而热盛化毒，热毒深入营血，热壅经络，不通则痛；化腐成脓，影像学可见胰腺炎性渗出改变，轻者为水肿型，重则为坏死型。

【病案举隅】

张某，男性。2021年12月11日就诊。患者1周前因聚餐暴饮暴食后出现腹痛，腹部CT提示胰腺渗出性改变，查血淀粉酶明显升高，大便数日未行，舌红苔黄，脉弦数。

辨证立法：患者暴饮暴食肥甘厚味之品，饮食不节，肝脾蕴热，壅滞不通，气机不通则腹痛；肝失疏泄，全身气机不畅，大肠亦失于传导，腑气不通，故见便秘。治拟清肝解郁，通腑行气。

方药：柴芍承气汤加减。

忍冬藤30g，蒲公英30g，柴胡15g，黄芩15g，青香藤10g，川楝子10g，陈皮10g，生大黄10g（后下），芒硝10g。7剂。

按语：方中忍冬藤、蒲公英、黄芩清热燥湿，柴胡、青香藤、川楝子、陈皮行气止痛，生大黄泄热通腑，与芒硝合用增强其通利攻下之功，诸药合用，共奏清肝解郁、通腑行气之用。若兼见黄疸，可加龙胆草、栀子、茵陈；若呕吐明显，加半夏；若腹痛明显，加延胡索、川芎。叶人教授认为急性胰腺炎患者若腹痛明显，可予中药灌肠；若患者病情缓解，可进食流质之后，改予中药口服，此时生大黄用量可酌情减少。此方可服用至患者血淀粉酶正常，后可再予小柴胡汤合当归芍药散以疏肝调脾，巩固疗效。

（单卓程）

二、泄泻

肠易激综合征是一种常见的功能性肠病，其临床特征表现为反复发作的腹痛，与排便相关或伴有排便习惯改变。罗马Ⅳ诊断标准根据大便性状的不同将其分为腹泻型、便秘型、混合型及不定型。腹泻型作为肠易激综合征最常见的一种亚型，其症状反复发作，影响患者的工作学习和生活质量，也是脾胃病诊治的难点。叶人教授熟谙《伤寒论》《脾胃论》等经典理论，并通过长期临床实践总结出了腹泻型肠易激综合征的独到诊疗思路。

1. 肝郁脾虚证

叶人教授认为肝郁脾虚是腹泻型肠易激综合征的核心病机。肝主疏泄，性喜舒畅条达，通而不泄，散而不郁；脾主运化，以升为健，脾得肝之畅达，则气机升降协调有序，运化功能正常，如《医碥》所载"木能疏土而脾滞以行"。若肝失疏泄，横逆犯脾，或土虚木乘，脾失健运，导致气机升降失常，湿浊下趋肠腑，流走肠间而发泄泻，如《景岳全书》中记载："凡遇怒气变作泄泻者，必先以怒时夹食，致伤脾胃，但有所犯，即随触而发，此肝脾二脏之病也。故以肝木克土，脾气所受而然。"《金匮要略》记载："夫治未病者，见肝之病，知肝传脾，当先实脾。"夫肝之病，补用酸，助用焦苦，益用甘味之药调之。酸入肝，焦苦入心，甘入脾……此治肝补脾之妙也。"叶人教授崇仲景之说，在临证时极为重视肝脾两脏之间的关系，肝病及脾，在治疗上应肝脾同调；治肝的同时，应兼调脾胃之气，或补脾胃之气于调肝之先。临床诊治中，叶人教授自拟经验方疏肝痛泻要方，由经典古方乌梅丸合痛泻要方化裁而成，兼具疏肝补脾、化湿止泻之功。

【肝郁脾虚证病案】

患者吕某，女，45 岁。2018 年 10 月 15 日初诊。主诉：大便次数增多 3 年，加重 1 周。患者 3 年前因进食生冷始现大便次数增多，日行 2～3 次，便质稀溏，无黏液脓血便，时有便前腹痛，便后缓解，就诊于当地医院服用止泻药（具体不详）后症状有所缓解，但每因饮食不节或情志不遂复发。2018 年 4 月于当地医院行电子结肠镜检查示结直肠黏膜未见明显异常。当时查血、尿、大便常规及大便培养均未见明显异常。1 周前患者饮食不慎出现脐周痛即欲泻，泻后痛减，情绪不畅时加重，腹部喜暖，口干口苦，口中异味，纳可，精神可，小便调，舌红苔黄，脉沉。复查血常规、大便常规、大便培养及电子肠镜均未见明显异常。

辨证立法：患者中年女性，平素饮食不规律，情绪易怒易郁，饮食不节易损伤脾胃，情志不遂易伤肝。脾主运化、升清、恶湿喜燥，肝主疏泄，调节情志，喜条达而恶抑郁。脾胃运化水谷，作用为消化食物和运布水湿，脾胃虚弱，运化失司，则水谷不分而致大便稀溏、次数增多；肝主疏泄对脾胃运化水谷起促进作用，肝气郁结则疏泄失常，气机不畅，不通而腹痛，横逆犯脾，加重脾胃虚弱，使脾运更加失调，加重腹泻症状。综合分析，辨证为肝郁脾虚，湿阻气滞，治宜肝脾同调，选用健脾止泻汤加减。

方药：乌梅 10g，细辛 3g，桂枝 5g，黄连 6g，黄柏 10g，当归 12g，太子参 15g，川椒 10g，防风 10g，炒白芍 12g，炒白术 12g，陈皮 10g，茯苓 15g，甘草 6g，7 剂，每日 1 剂，分早晚温服，嘱患者注意饮食，调摄情志。

二诊（10 月 30 日）：大便不成形，2 次 / 天，上腹不适，舌红苔白，脉沉。上方去川椒，加延胡索 15g，浙贝母 15g，7 剂。

三诊（11 月 14 日）：大便成形，1～2 次 / 天，舌暗苔薄，脉沉。继用上方 7 剂，巩固疗效。

按语：患者平素工作压力大，精神紧张，日久肝郁乘脾，湿浊内生，疏运失职，致肝脾不调，正如《医学求是》所言"腹中之痛，称为肝气，木郁不达，风木冲击而贼脾土，则痛于脐下"。故表现为腹痛欲泻，泻后痛减。患者既有腹痛、腹泻、口干、口苦等症状，又有腹部喜暖、舌红苔黄等寒热错杂之象，乃因湿热下注肠道，小肠分清泌浊、大肠传导功能失司，出现肠腑湿热。脾喜燥而恶湿，脾主升清，脾胃素虚，且湿热下注，脾阳损伤更甚，故脾胃虚寒的表现突出。因此，在治疗上采用平调寒热，抑肝扶脾的治则。方中以黄连、黄柏苦寒清热燥湿，细辛、桂枝、川椒辛热止痛，与黄连、黄柏相合，一苦一辛，一寒一热，既温脏祛寒，清其郁热，又防损伤脾阳；乌梅敛阴、涩肠止泻；且黄连、细辛、乌梅苦辛酸合用，加强止痛效果；小肠位于脐周附近，为多气少血之腑，故以当归、白芍养血和血，改善血运以增效；四君子汤、痛泻要方抑木扶土，祛湿止泻；芍药甘草汤缓急止痛。前后共服21剂，药后病愈。

2.脾虚湿阻证

《素问·至真要大论》云："诸湿肿满皆属于脾。"脾运化水谷，产生精微、糟粕等，运湿而恶湿，脾虚运化无权，生化乏源，无力输布精微至脏腑四肢，则面色萎黄、神疲倦怠，水谷不分则清浊不分，大便次数多、稀溏；脾虚生湿，湿邪困脾，致症状迁延难愈。叶人教授认为腹泻型肠易激综合征治疗关键在于健脾利湿。金元大家李东垣认为"诸风药，皆是风能胜湿也"，运用风药助脾土之升清，又应肝木之条达，常用以治疗脾胃病，总结出风药能祛风胜湿，升举阳气，疏肝理气。叶人教授继承前人的学术思想，认为腹泻型肠易激综合征常以痛泻为主，符合中医泄泻诊断，而脾虚湿盛为泄泻基本病机，可将健脾祛湿作为基本治法，同时辅以羌活、防风等风药，借助风药善行、喜走窜，性味多苦、温的特点，苦能燥湿，温能助脾阳而化湿，使湿邪得去，脾胃得运，泄泻得止。故叶人教授治疗此型常常以李东垣升阳益胃汤加减为基础方，方证相应，效如桴鼓。

【脾虚湿盛证病案】

胡某，男，25岁。2017年2月9日初诊。主因间断大便不成形7年就诊。患者诉饮凉后易腹泻，便前腹痛，无憋胀感，大便日行 2～3 次，黏滞、无脓血。咳嗽，鼻塞，纳眠可，精神佳，舌红苔白，脉沉。既往有慢性鼻炎史。大便常规、腹部 B 超及肠镜均未见异常。

辨证立法：本案患者脾胃虚弱，纳运失职，升降反作，清浊不分，故大便溏泄；便前腹痛，为土虚木乘，正如《医方考》云"泻责之脾，痛责之肝；肝责之实，脾责之虚，脾虚肝实，故令痛泻"。泄泻日久，每伤及脾阳，致水湿不化，故食凉易泻、便次多、黏滞，苔白，脉沉；舌红为湿郁化热之象；脾为肺之母，脾虚湿阻，上聚于肺，肺失宣降，故咳嗽、鼻塞。辨证为脾虚湿盛证，治宜健脾除湿。方用升阳益胃汤加减。

方药：陈皮 10g，炒白术 12g，炒白芍 12g，防风 10g，茯苓 15g，炒白扁豆 15g，山药 15g，生薏苡仁 30g，砂仁 6g（后下），柴胡 10g，木香 10g，黄连 6g，浙贝母 15g，前胡 10g，甘草 6g，生姜 6g。6 剂。

二诊（2 月 16 日）：症减，大便日行 2 ～ 3 次，成形，舌红苔微黄，脉沉。继用上方，去砂仁，加羌活、独活各 6g，12 剂后大便正常，诸症消失。

按语：患者素体脾虚，运化失权，故见腹泻，大便黏滞，遇冷加重。本案中叶人教授运用升阳益胃汤化裁治疗。升阳益胃汤出自李东垣的《脾胃论·肺之脾胃虚论》，原文为："脾胃之虚，怠惰嗜卧，四肢不收。时值秋燥令行，湿热少退，体重节痛，口苦舌干，食无味，大便不调，小便频数，不嗜食，食不消……面色恶而不和，乃阳气不伸故也。当升阳益胃，名之曰升阳益胃汤。"本方散中有收、补中寓升，用于脾胃虚弱、清阳不升、肺卫不固。方中以炒白术、山药、茯苓益气健脾渗湿；炒白扁豆、生薏苡仁增益其功；更用砂仁温中行气化湿；香连丸清热调气止泻；柴胡疏肝，白芍柔肝，且白芍配甘草，缓急止痛；防风升阳除湿；浙贝母、前胡清热化痰，降气止咳。二诊症减，大便成形，舌红苔微黄，化热明显，故去砂仁。叶人教授加用防风、羌活、独活等祛风药升阳胜湿，理气行滞，即"诸风药，皆是风能胜湿也"，是东垣方中遣药组方之特色。因此，加羌活、独活，使风散湿祛，则泻自止，所谓下者举之是也。诸药合用，使脾运得健，清阳得升，湿邪得去，诸症自除。

（黄佳杰）

三、胃痛

消化性溃疡是指在各种致病因子的作用下，黏膜所发生的炎症与坏死性病变，病变深达黏膜肌层，常发生于与胃酸分泌有关的消化道黏膜，其中以胃、十二指肠最常见。临床表现为起病缓慢，病程迁延，上腹痛具有周期性、节律性等特点，伴反酸、嗳气、上腹部有局限性压痛，可有神经功能症候群，属于中医"胃痛""嘈杂"范畴。消化性溃疡西药治疗复发率高，而中医药治疗有一定的优势。叶人教授深谙经典，善用经方治疗该病，并对消化性溃疡的防治有独到的心得。

1. 脾虚湿阻证

脾胃虚弱是消化性溃疡的发病基础。《脾胃论》云："百病皆由脾胃衰而生也。"脾胃合为后天之本，主司腐熟、运化水谷，营养濡润脏腑，脾胃虚则健运失司，难以转化、布散精微，致使胃体失养，不荣则痛，临床可见胃部隐痛。《黄帝内经》载："脾为之卫。"《内外伤辨惑论》云："元气、谷气、荣气、清气、卫气、生发诸阳上升之气，此六者，皆饮食入胃，谷气上行，胃气之异名，其实一也。"人体的营卫之气由脾胃运化水谷所生，具有御邪于外、护卫机体的作用，脾胃虚衰，运化失职，营卫化生乏源，无力抵抗邪气侵袭，幽门螺杆菌（Hp）经从口入，直中脾胃，致使脾气不升，胃气不降，出现胃胀、反酸。脾胃虚弱，气不化水，机体水湿代谢异常，胃阴亏耗，虚火灼津，燥化过甚，影响脾胃气化，导致脾阳、胃阴失衡，燥湿失宜，加重病情进展。同时脾胃虚弱易致水液输布障碍而生湿，湿是人体水液代谢紊乱化生的病理产物，是消化性溃疡进展、转归的重要因素。《黄帝内经》云："诸湿肿满皆属于脾。"脾属太阴湿土，同气相感，易受湿邪侵袭，郁遏脾阳，水湿无阳可制，留聚于内，阻滞中焦气机，气滞水停，内外相应，加重水湿的内停，日久化热，湿热交蒸，煎熬阴液，绞缠瘀阻胃络。因此，叶人教授认为临床过程中脾胃湿阻证为主要证型，消化性溃疡患者黏膜充血水肿凹陷的病理特征与冗长的病程符合湿热邪气蚀肌腐肉，缠绵难愈的致病特点，治疗当以健脾祛湿为先。叶人教授主张通过调适起居、饮食和合理用药阻断湿邪产生的源头。湿为阴邪，易伤脾阳，日久易趋化热，妄投苦温燥湿之品会助长湿热病邪的滋生，临证应依据舌象明辨湿热的有无和偏盛后施以方药。舌苔厚白腻者阴湿藏匿体内，治以温振脾阳利湿为法，可在平胃散中佐用黄芪、桂枝等甘温之品调复脾阳；舌苔厚腻而色黄者多为湿热偏盛，其中湿重于热者治当化湿清热，临床多用三仁汤加减，热重于湿者治当苦寒清热，兼以祛湿，临床多在连朴饮中佐用白术甘温除湿。湿性黏滞，胶着缠绵，祛湿非一时可见功，健脾非一刻可成效，故临床诊治应适当延长治疗、调护的周期，循序渐进治疗。

【脾虚湿阻证病案】

潘某，女，65岁。2021年6月8日初诊。主诉胃脘部隐痛1年余，患者1年前无明显诱因出现胃脘部疼痛，自行服用"奥美拉唑"后症状可缓解，停药后复发，此后上述症状反复发作，遂来就诊。刻下症：胃脘部隐痛，喜揉喜按，偶有打嗝，无反酸、烧心，口干，不欲饮水，纳差，夜寐差，小便黄，大便黏滞。舌质淡红，舌体偏大，苔薄黄腻，脉弦数。辅助检查胃镜示胃溃疡（S2期），C13呼气试验示Hp（+）。

辨证立法：胃腑多气多血，主受纳腐熟水谷，如因饮食不节、劳逸失调、情志不畅等因素都可导致脾胃功能失司，胃膜损伤，气机逆乱，不通则痛，故见胃脘隐痛，喜揉喜按；脾虚日久，湿邪相侵，脾阳被遏，气滞水停，郁里化热，湿热交蒸，煎熬阴液，绞缠瘀阻胃络。故辨证为脾胃气虚，兼夹湿热。口干不欲饮、大便黏滞、苔薄黄腻等亦为湿热之征象。治拟补脾益胃，清热利湿。方药为香砂六君子汤加减。

方药：木香6g，砂仁6g（后下），法半夏10g，陈皮10g，党参15g，茯苓15g，炒白术10g，炙甘草6g，黄连6g，白

及 15g，炒枳壳 15g，炒麦芽 30g，炒谷芽 30g，三七粉 6g
（冲）。7 剂，日 1 剂，水煎服，早晚分服。

二诊： 患者胃脘部隐痛时间缩短，口干减轻，食纳可，夜
寐欠佳，二便调，平素性情急躁易怒，舌质淡红，苔薄黄腻，
脉弦数。守上方加川楝子 10g，延胡索 10g，合欢皮 15g，夜
交藤 15g。14 剂，日 1 剂，水煎服，早晚分服。

三诊： 患者睡眠改善，胃脘部隐痛明显减轻，舌质淡红，
苔薄黄，脉弦细。守上方，14 剂，日 1 剂，水煎服。后患者
胃脘部隐痛基本缓解，未诉其他不适，继续守上方服用 4 周，
随访 3 个月未见复发。

按语： 本案患者以胃脘部隐痛为主诉，属于中医"胃痛"
病范畴。临床不仅见隐痛、喜揉喜按等虚性症状，还可见口干
不欲饮、大便黏滞、苔薄黄腻等湿热征象，参合脉象，辨证为
脾胃气虚、兼夹湿热。治以补脾益胃，清热利湿。方选古代经
典方剂香砂六君子汤加减。方中党参、白术为君，益气健脾升
清。臣用法半夏、陈皮、茯苓利湿通降胃气，升降相宜，健复
脾胃气化。佐用木香、砂仁理气和胃止痛，炒枳壳行气止痛，
调畅气血，通则不痛。加用白及、黄连清热利湿，杀灭幽门螺
杆菌，敛疮愈疡。谷芽功善健脾开胃，下气消食，麦芽则助胃
气上升，于消食和中具生发之气，谷、麦芽相配一升一降，合
脾升胃降之理，配三七粉活血祛瘀，助生新血，消肿定痛，炙
甘草调中补虚，缓和诸药。二诊考虑患者为老年女性，平素情
志不遂，故在原方基础上加用夜交藤、合欢皮开郁安神助眠，
"女子以肝为先天"，肝郁解则症易除，遂用川楝子、延胡索疏

肝解郁。三诊时患者诸症缓解，继服上方4周，调和机体内在的气血阴阳，随访3个月未见复发。

2. 肝脾不和证

情志郁结是消化性溃疡患者的重要临床特征。《四圣心源》载："凡病之起，无不因于木气之郁。以肝木主生，而人之生气不足者，十常八九，木气抑郁而不生，是以病也。"肝气疏泄可促进脾胃的运化，脾气升清有赖于肝木生发之气的推动，肝脾生理相关，病理相连，肝气郁滞，克伐脾胃，忧思郁结，日久化火，烧灼胃络，遂见胃痛，烧心、吐酸。治宜行气解郁。叶人教授针对本证病机特点，运用调肝理脾法治疗消化性溃疡，因遵古人"见肝之病，当先实脾"及"治肝可以和胃"之训旨，或予调肝理脾，或予调肝和胃，肝脾胃同治，使肝气疏、脾气健、胃气和，重建肝、脾、胃三脏对饮食受纳腐熟吸收的协调关系，恢复肝、脾、胃三脏正常的运转功能，从而取得治疗本病的良好效果。同时，肝气不舒日久，易致络脉不通，叶人教授遣方选药常加用全蝎、地龙、三七、延胡索、丹参、川芎、蒲黄、五灵脂等活血行气通络药以活血而调畅气机，通达血络。肝气疏泄不利，横逆犯脾土，脾气被遏则不能运化水湿，导致水湿内蕴，形成肝之湿证，又郁而化热，形成湿热证，故叶人教授多选用龙胆草、黄芩、栀子、茵陈、金钱草、泽泻、车前子、冬瓜皮等药物。

【肝脾不和证病案】

黄某，女，42岁。2021年4月首诊。上腹部隐痛间作1月余。患者自述近日于外院查电子胃镜提示胃溃疡（A2）

期，服用奥美拉唑等西药后疼痛时作，未见明显好转。刻下症作，无恶心呕吐，纳差，无胸闷憋气，善喜叹息，排便不爽。舌苔薄白，脉弦细。

辨证立法：《临证指南医案》云："所为起病之源，胃为传病之所。脾虚日久不愈，常导致土壅木郁，脾虚所任。"肝为刚脏，性主疏泄，有赖脾气柔润濡养，方不致刚强过盛。另外，脾胃共司水谷之运化，必得肝木之疏泄，才能纳化升降如常。患者素体脾虚，加之情绪愤懑，更加影响脾胃消化功能，肝脾不调，故见胃痛时作，伴见大便不爽；喜叹息，舌苔薄白，脉弦细亦是肝气不调，横逆犯胃之表象。辨证为肝脾不和证。治拟疏肝调脾，理气止痛。方药用柴胡疏肝散合金铃子散加减。

方药：柴胡 10g，炒白芍 15g，枳壳 10g，八月札 10g，梅花 10g，延胡索 15g，川楝子 10g，陈皮 10g，白及 10g，三七粉 3g（冲服），生白术 15g，紫苏梗 10g，炙甘草 10g。

二诊：上方服用 7 剂后，患者上腹疼痛较前缓解，纳食欠佳，上方加鸡内金 15g 消食和胃。

三诊：上方服 14 剂后，患者胃痛症状消失。2021 年 8 月复查胃镜示胃溃疡愈合。

按语：《临证指南医案》记载："肝为起病之源，胃为传病之所，脾虚日久不愈，常导致土壅木郁，脾虚肝旺。"本证系肝胃不和的胃痛。患者长期情志不畅伤肝，导致肝气郁滞，横逆犯脾胃，而致本病。叶人教授面对此型消化性溃疡患者常从肝辨治，以柴胡疏肝散合金铃子散加减化裁而成方。方中柴胡、延胡索、三七粉、八月札疏肝理气，活血止痛；醋炒白芍入肝经，柔肝止痛；枳壳、川楝子、陈皮行气疏肝；梅花、紫苏梗理气和胃；生白术健脾通便；白及敛疮生肌；甘草调和诸药。诸药合用，共奏疏肝和胃、理气止痛之功，可使肝逆之气疏散，气滞胃痛得以缓解。另可加生姜、大枣调养胃气。药证相符，每获良好效果。金铃子散出自《活法机要》，其中延胡索辛散温通，理气止痛，又入血分，活血化瘀；川楝子苦寒降泻，清泻肝火，又能胜湿解郁止痛。二药配伍相得益彰，理气活血，清化止痛。

（黄佳杰）

四、胃痞

慢性萎缩性胃炎是由多种致病因素导致胃黏膜局部或广泛性固有腺体萎缩，数量减少，黏膜层变薄，黏膜基层增厚为主要病理改变的一种慢性胃炎。其中中重度肠上皮化生，或不典型增生属癌前病变，认为与胃癌有一定关系。慢性萎缩性胃炎胃镜检出率为 7.5% ～ 13.8%，每年癌变率为 0.5% ～ 1%。慢性萎缩性胃炎多无特异性临床表现，有时可表现为上腹饱胀、疼痛伴反酸、烧心、嘈杂、嗳气等消化不良症状。中医认为本病属"胃脘痛""痞满""腹胀"等范畴，"嘈杂""纳呆""吐酸""呃逆"等亦与本病相关。叶人教授在长期临床工作中对慢性萎缩胃炎的临床特点有独特的认识，认为慢性萎缩性胃炎的发生与脾胃升降失常、肝胆疏泄失职、胃络瘀滞等因素密切相关。临床上，采用调理脾胃、调畅枢机、通利血脉等一系列防治并重、标本兼治之法，取得了满意的临床疗效。

1.肝胃不和证

临床上引起慢性萎缩性胃炎的因素众多，虽然本病的病位在胃腑，但发病与脾、肝、肺、心、肾等诸多脏器的病理改变息息相关。其中，肝的疏泄功能与脾胃关系最为密切。肝主疏泄，一则调达气机，使脾胃升降功能正常；二则分泌胆汁，助脾胃消化饮食物。当今社会，由于生活节奏快、工作压力大而致情志不舒，肝郁气结，横逆犯胃而形成慢性胃炎者不胜枚举，长期失于调摄而逐渐发展为慢性萎缩性胃炎。临床上，慢性萎缩性胃炎患者常伴有口苦、两胁胀满、心烦易怒等肝胆枢机不利的表现。对于此类患者，叶人教授擅用小柴胡汤以和解少阳、调达枢机。若伴失眠多梦、心悸易惊等症者，施以柴胡加龙骨牡蛎汤和解少阳，重镇安神；如伴咽干、小便不利等水饮内结之证者，则以柴胡桂枝干姜汤和解少阳、温化水饮；或土壅木郁，兼见情绪易急，大便干稀不调者，施以逍遥丸疏肝健脾；若见虚烦不得眠、精神恍惚、喜悲伤欲哭者，则予酸枣仁汤合甘麦大枣汤养血补肝，宁心安神。许多患者伴随焦虑抑郁，整日郁郁寡欢，思虑则更伤脾土，因此形成恶性循环，疾病日渐恶化。对于此类神经较为敏感的患者，叶人教授除审证求因、辨证施治外，总不忘悉心开导，顾护情志，给予患者生活的正能量和战胜疾病的信念，使其身心俱能得到医治。

【肝胃不和证病案】

许某，女，55岁。2021年8月6日初诊。反复发作腹胀、嗳气3年余。3年余来，反复自觉胃脘胀满，嘈杂不适，伴嗳气反酸，嗳气或矢气后舒，平素纳少，食多则脘痞，每于情志不遂时症状加重，舌质淡红，苔薄白，脉弦。胃镜提示慢性萎缩性胃炎伴胆汁反流。胃镜病理示胃窦黏膜慢性炎。慢性炎症反应（++），活动性（+），萎缩（++），肠化（+），Hp（−）。

辨证立法： 脾胃运化、升降功能与肝胆的疏泄升发特性相互协调，肝胆之气的太过与不及均影响脾胃运化功能。肝与脾胃在生理上密切配合，在病理上相互影响。肝胃不和，肝木克犯胃土，胃气阻滞，见胃脘胀满，嘈杂不适；胃气失于和降，胃气上逆，见嗳气反酸；嗳气后气机得畅，故见嗳气后腹胀减轻；肝胃不和，胃受纳腐熟功能受阻，故纳少，多食饱胀；情志不遂时肝气疏泄不畅，影响胃气升降，因此情志不遂时症状加重；舌质淡红，苔薄白，脉弦为肝胃不和之象。治拟疏肝降逆，理气和胃。方药用小柴胡汤合归芍六君子汤加减。

方药： 柴胡 10g，黄芩 10g，姜半夏 6g，党参 15g，当归 10g，白芍 10g，甘草 5g，茯苓 15g，炒白术 10g，陈皮 10g，香附 10g，枳壳 10g，苏梗 10g，旋覆花 10g，川芎 10g，炒谷芽 15g，炒麦芽 15g，鸡内金 10g，蒲公英 15g，莪术 10g，露蜂房 10g，铁树叶 10g。7 剂。

用法： 每日 1 剂，水煎 2 次，分 2 次温服。

医嘱： 保持心情愉悦，忌辛辣厚腻之品。

2021 年 8 月 23 日二诊：服药后胃纳增，诉脘胀痞闷减轻，现口苦，舌质红，苔薄黄腻。原方去炒谷芽、炒麦芽、鸡内金，加黄连 5g，藿香 10g，清热芳香化湿。7 剂。

患者坚持服药半年，每次随证加减，诸症改善。半年后复查胃镜提示慢性胃炎。胃镜病理示胃窦黏膜慢性炎。慢性炎症反应（＋），活动性（－），萎缩（＋），肠化（－），Hp（－）。

按语： 肝与脾胃功能密切相关，肝木克土，脾胃的正常运化，输布水谷精微的功能有赖于肝木条达，肝疏泄升散之性可枢转脾胃气机，不致壅滞而纳化失常。肝胃不和是慢性萎缩性胃炎最常见的证型，方选小柴胡汤合归芍六君汤加减治疗。方中，小柴胡汤疏利肝胆，宣畅气机，归芍六君汤健脾利湿，养血和胃，并加苏梗、香附疏肝理气，川芎活血行气，助柴胡以解肝经之郁滞，增行气活血消痞之效。陈皮、枳壳理气行滞，旋覆花化痰降气，炒白术、炒谷芽、炒麦芽、鸡内金健脾消食，运转脾机。甘草调和诸药，为使药。诸药相合，共奏疏肝和胃、理气降逆之功效。蒲公英清热解毒，抗菌消炎，莪术、露蜂房、铁树叶软坚散结，改善腺体萎缩，逆转肠化。

2. 气虚血瘀证

李东垣在《脾胃论》中强调，脾胃乃"气血生化之源，为元气之本"。叶天士则在《临证指南医案》中指出："纳食主胃，运化主脾，脾宜升则健，胃宜降则和。"脾胃为后天之本，气机升降之枢纽，脾胃健运，升则可上输心肺，降则能下归肝肾与膀胱，如此方可维持全身正常的生理功能。反之，脾胃升降失常，内则五脏六腑，外而四肢九窍，都会发生种种病变。一言以蔽之，脾胃之病的产生，无不责之于升降功能失常。叶人教授深得这一思想的精髓，认为对人体所有扶正的治疗均应建立在恢复脾胃正常的升降功能基础上。脾虚失运是慢性胃病，尤其是慢性萎缩性胃炎的重要病机，因此，在临床治疗上，叶人教授擅用经方，首重健脾助运。系脾虚水停、水气上冲者，常予苓桂术甘汤以温阳健脾，利水降逆；系脾气虚弱、气机阻滞者，则施以厚朴生姜半夏甘草人参汤温运健脾，消滞除满；系中焦虚寒、气血不足者，予小建中汤或黄芪建中汤温中补虚，调和气血；若脾虚寒湿兼表邪不解者，则常以桂枝人参汤温中解表。胃"降则生化有源，出入有序，不降则传化无由，壅滞为病"，因此，在健脾助运的同时，应恢复胃腑的通降功能。对于胃癌前病变属寒热错杂之升降失常者，叶人教授擅用泻心汤类方以辛开苦降，和胃消痞；属胃虚气逆者，予旋覆代赭汤和胃降逆；属邪热内郁，脏腑气机失调者，则选用升降散以散郁热、升清阳、降浊邪。总而言之，在辨治慢性萎缩性胃炎时，叶人教授始终坚持以恢复脾胃升降功能为宗旨，以达摄纳增、正气复、疾病愈之目的。同时，本病一般发病较缓，病程较长，叶天士曾云："初病在气，久病入血。"林珮琴《类证治裁》亦有道："初痛邪在经，久痛必入络。"叶人教授认为，本病之疾，非猝而至，乃因疾病迁延日久，致脾运失司，不能为胃行其津液，日久胃阴不足，胃气失和，气滞血瘀，胃络瘀阻，蕴而成毒。"胃病久发，必有聚瘀"。因此病程久者，气虚血瘀证尤为多见，治疗上若见食后胃脘胀痛，不喜揉按者，叶人教授加用丹参饮以活血行气止痛；若胃脘痛剧，痛如针刺者，或夜间胃脘疼痛者，则酌加蒲黄、五灵脂、水蛭、全蝎等活血化瘀之品；胃脘疼痛，同时胃镜显示存在红斑、充血水肿、糜烂者，可配伍三七粉或三七花以活血化瘀，同时起到有效保护胃黏膜的作用；若见食积兼有瘀血者，则配伍山楂、莪术等消食化积、健脾开胃兼具行气散瘀之药物。

【气虚血瘀证病案】

蔡某，男，71岁。2021年10月14日初诊。因"胃脘疼痛10年余"就诊。刻下症：胃脘时有刺痛，且喜温喜按，平素喜食海鲜，纳食尚可，大便偏黏，舌淡苔薄白，舌下瘀络，脉细涩。胃镜病理提示慢性萎缩性胃炎伴糜烂。病理检查示慢性炎性反应（++），活动性（-），萎缩（+），肠化（++），异型增生（-），Hp（-）。

辨证立法：患者年老，久居沿海之地，气候潮湿，加之平素喜食海鲜，海鲜性寒，久食易损脾胃之阳，故见中焦虚寒之象。寒主收引，气机不利而作痛，是故脘痛时作。脾胃虚弱，纳运无权，生化失司，气血不生，日久血瘀气滞，脏腑失养则百病生，因此内镜下可见胃腺体萎缩、肠上皮化生等病理改变。舌淡苔薄白，脉细涩均为气虚血瘀之象。治拟补气养胃，活血止痛。方药用黄芪建中汤合丹参饮加减。

方药：黄芪30g，党参15g，桂枝6g，炒白芍15g，炒白术12g，炙甘草6g，丹参10g，檀香3g，砂仁3g（后下），莪术12g，当归15g，徐长卿15g，茯苓15g，八月札15g，佛手10g，露蜂房8g，陈皮10g，三七片10g，香茶菜20g，白及15g，海螵蛸30g，制没药10g。共14剂，水煎服，日服1剂，早晚分服。同时嘱患者调畅情志，节制饮食，忌饮酒。

二诊：患者诉刺痛减轻，但仍有胃中寒冷，纳便尚调，舌淡红，苔薄白腻，脉细涩。

方药：前方去八月札、徐长卿、茯苓，加吴茱萸5g，桂枝 10g。14 剂。

三诊： 患者诉胃中寒冷明显改善，但近来因饮食不慎，胃脘饱胀频作，舌稍红，苔黄腻，脉细。

方药： 前方去吴茱萸、佛手、砂仁，加六神曲 15g，黄芩10g，苍术 10g，厚朴 10g，薏苡仁 30g。14 剂。

后守原方随症加减，1 年后复查胃镜示慢性浅表性胃炎，肠化（﹣）。

按语：《金匮要略·血痹虚劳病脉证并治》云"虚劳里急，诸不足，黄芪建中汤主之"，患者素体年老体弱，脾胃功能减退，脾失健运，日久中气亏虚，气虚则无力推动血行，日久壅滞成瘀，瘀血阻络，胃络失和，发为本病。辨证总属本虚标实，虚实夹杂，以脾胃气虚为主，兼有血瘀。方中黄芪、党参，以补脾胃之气，桂枝、炒白芍、炙甘草补虚和胃，白术健脾益气，檀香、丹参、砂仁、徐长卿活血通络止痛，佛手、八月札行气和胃止痛，吴茱萸温中散寒，莪术行气破血、消积止痛，三七片散瘀止痛，露蜂房攻毒止痛，软坚散结，香茶菜活血散瘀，解毒消肿，白及、海螵蛸、制没药敛疮生肌。叶人教授在临床治疗慢性萎缩性胃炎的患者时，善用莪术、三七片、香茶菜。现代药理学研究表明，莪术能促进肿瘤细胞凋亡，而对正常细胞无影响，同时能增强机体免疫功能；三七片能够通过促进白细胞数量提高免疫，抑制肿瘤细胞转移，并且具有多靶点抗肿瘤作用；香茶菜不仅具有抗肿瘤作用，而且对萎缩性胃炎具有较好的治疗效果。若患者内镜提示胃黏膜糜烂，则常用白及、制没药、海螵蛸敛疮生肌，促进黏膜修复。白及所含白及多糖能够增强胃黏膜屏障功能和组织修复能力，减少攻击因子对其损伤；没药活血化瘀，消肿生肌，研究认为其不但具有抗肿瘤作用，且对应激性溃疡具有保护作用；海螵蛸能够降低肿瘤生长因子的表达，缓解局部黏膜炎症，加速溃疡组织的愈合和修复。叶人教授认为，温州处东南沿海，气候多潮湿，且居民多喜食海鲜等寒凉食物，所以临床多见寒、湿之证，因此在临床诊疗时当因地制宜，灵活用药。

（黄佳杰）

五、反酸

胃食管反流病（gastro-esophageal reflux disease，GERD）是指过多胃、十二指肠内容物反流入食管引起烧心等症状，并可导致食管炎和咽、喉、气道等食管以外的组织损害。胃食管反流病可发生于任何年龄的人群，成人发病率随年龄增长而升高。西方国家的发病率高，而亚洲地区发病率低。这种地域性差异可能与遗传和环境因素有关。但近二十年本病的全球发病率都有上升趋势。肥胖、吸烟、饮酒、饮咖啡及精神压力大是胃食管反流病的高危因素。约半数胃食管反流病患者内镜下见食管黏膜糜烂、溃疡等炎症病变，称反流性食管炎；但相当部分胃食管反流病患者内镜下可无反流性食管炎表现，即内镜阴性的胃食管反流病。胃食管反流病的临床表现多样，轻重不一，有些症状较典型，如烧心和反酸，有些症状不典型，不易被认识，如吞咽困难和吞咽疼痛、胸骨后痛、咳嗽、咽部异物感等。

胃食管反流病中医属"反酸""胃痞"范畴，病位在胃、食管，与肝、胆、脾密切相关。临床分型有肝胃郁热型、胆热犯胃型、脾虚气逆型和脾虚湿热型。其中肝胃郁热型由肝气郁结、郁而化火横逆犯胃而引起，患者可表现为烧心、反酸、胸骨后疼痛、急躁易怒等，可用柴胡疏肝散疏肝理气和胃；胆热犯胃型多由湿热熏蒸肝胆所致，胆热犯胃出现吐酸、烧心、胸胁胀满、心烦失眠、舌红、苔黄腻、脉弦滑等症状，当用温胆汤治疗，清热利胆，降逆和胃；中虚气逆型由脾胃气虚，脾气不升胃气不降反而上逆所致，可出现嗳气、反酸、胃脘部隐隐作痛、食欲不振、痞满、乏力等症状，可用旋覆代赭汤治疗，降逆化痰，益气和胃；脾虚湿热型由素体脾虚，过食肥甘厚腻，饮食不化，积而化热所致，出现上腹部饱胀、满闷不舒、食欲不振、反酸、胃脘部灼痛、舌红苔黄腻、脉细滑数等症状，可用黄连汤加减，健脾、清热利湿。《素问·至真要大论》病机十九条论述："诸呕吐酸，暴注下迫，皆属于热。""诸逆冲上，皆属于火。"叶人教授推崇《黄帝内经》理论，认为胃食管反流病的主要病机在于肝胃郁热，肝气犯胃，胃气上逆。气机升降失常是根本原因。她认为肝气的升发条达，有赖于胃气的和降；胃气的和降，有助于肝气的升清。若肝失疏泄，胃气随之上逆；胃气不降，气机随之郁结。因此，升降相因是肝胃协调的重要基础。叶人教授善用和法治疗肝胃不和病证，方用四逆散合旋覆代赭汤加减，两方均出自《伤寒论》，前者能透邪解郁，疏肝理脾；后者可降逆化痰，益气和胃，合方治疗肝胃不和，胃虚痰阻气逆证。兼有烧心、嘈杂吞酸、胸骨后疼痛症状的，佐以左金丸（源自《丹溪心法》），清肝泻火，降逆止呕。

【肝胃不和反酸病案】

岳某，男，37 岁。2023 年 3 月 2 日就诊。主诉：反复嗳气、反酸 1 个月。近 3 年经营生意不顺，年初关店。年后找工作多有不顺，情志抑郁。近 1 个月经常嗳气，反酸，烧心，口苦口臭，有时欲呕，伴胸闷、胸胁胀痛，食欲不振，大便较干，易发烦躁，夜寐欠安，周身倦怠乏力。舌苔薄黄，脉沉涩微弦。服用奥美拉唑后反酸症状有缓解，仍有口苦、嗳气，大便结。

辨证立法：综观脉证，反酸、嗳气因肝气横逆，胃失和降，气机郁滞所致，拟用疏肝和胃法治之。

方药：四逆散合旋覆代赭汤加减。

柴胡 10g，党参 15g，杭白芍 10g，瓜蒌皮 10g，砂仁 5g（后下），炒枳壳 10g，蒲公英 15g，浙贝母 15g，郁金 15g，海螵蛸 30g，炙甘草 3g，半夏曲 10g，陈皮 6g，降香 6g（后下），旋覆花 6g，代赭石 12g，黄连 5g，吴茱萸 3g，丹参 15g。

二诊：服 7 剂后，患者诉反酸、胸闷明显缓解，嗳气减少，烦躁减轻，大便仍偏干。原方加生白芍 20g，火麻仁 20g。7 剂。

按语：经云："春脉不及则令人胸痛引脊，下则两胁胀满。"《金匮翼·胁痛统论》云："肝郁胁痛者，悲哀恼怒，郁伤肝气。"《礼记·中庸》曰："和也者，天下之达道也。致中和，天地位焉，万物育焉。"胃食管反流病是肝胃不和证，叶人教授主张用和法治疗。方用四逆散疏肝理气，透邪解郁，加旋覆花、代赭石降逆和胃，小陷胸汤辛开苦降，散化痰结清热，丹参饮以活血调气，生白芍养肝血，火麻仁润肠泄热。叶人教授擅用药对制酸，如浙贝母配伍海螵蛸，吴茱萸配伍黄连，紫苏梗配伍煅瓦楞，蒲公英配伍砂仁，若有胃黏膜糜烂，有胃脘痛症状，则用三七配伍白及。叶人教授认为和法能调整气机紊乱，推动气的升降出入有序运行，维持气机枢机的平衡，使人体气血调达、脏腑安和。正所谓"疏其血气，令其调达，而致和平"。"和"是中国传统文化的基本精神之一，和法是《黄帝内经》"治求中和"治疗思想的体现，是中医治病和养生的智慧法宝。

（方媚媚）

六、肝着

叶人教授认为，肝脾疏泄相因，运化互用，不仅在生理上互相关联，在病理上也互相影响，故治疗肝胆胰之疾病仍需从调整肝脾入手。

1. 生理上相互关联

《四圣心源》有言："木生于水而长于土，土气冲和，则肝随脾升，胆随胃降，木荣而不郁。"土者木之母，肝主疏泄，脾司运化。脾主纳运，运化得当，则人体气血生化有源；肝主疏泄，余气泄于胆，聚而成精，以助脾胃运化。少阳春生之气寄于胃中以升清降浊，故肝随脾升，胆随胃降，脾土之气冲和，则肝木荣而不郁。脾胃运化得当，肝胆得之濡养，则不怠疏泄之职。肝气条达，疏泄有度，气机调畅，升降适度；出入有节，有助于脾升胃降，从而促进脾胃之运化；脾升胃降，升降有序，有利于肝之疏泄。

2.病理上互相影响

《金匮要略》有言："见肝之病，知肝传脾，当先实脾。"肝为五脏贼，易犯他脏，肝气郁结，上扰下迫。如上侮肺金、中乘脾胃、上逆冲心、下竭肾阴。故临床常见"木旺乘土""土虚木乘"。肝木不升则乘脾土，胆木不降则乘胃土；脾失健运，而气血无以化生，则肝不得濡养；肝体阴而用阳，若肝血不足，则肝气有余，必有肝风、肝火之虞，易犯脾土。

《黄帝内经》有云："厥阴不治，求之阳明。"黄坤载亦言："肝气宜升，胆火宜降，然非脾气之上行，则肝气不升，非胃气之下行，则胆火不降。"故叶人教授在临证之时强调：疏肝与调脾相辅相成，脾升胃降则肝气调达，故疏肝注重调脾，调脾有助疏肝。

叶人教授认为，慢性乙型病毒性肝炎的病机为感受湿热疫毒，肝脾失调，病位在肝胆，但可累及脾胃，病久则入络而见血瘀、积聚之象，主张采取攻补兼施治法，辨证为湿热疫毒者，治以清热解毒；气滞血瘀者，治以行气活血。然考虑到五行生克之性，故在临证中也不忘顾护脾胃，采取健脾与疏肝相结合之治法。叶人教授在临证中观察发现，具有抑制HBV从而抗HBsAg的有效药物有：叶下珠、半边莲、旋覆花、没食子、灯心草、百蕊草、莲须、紫苏、铁扫帚、桑椹子；抗

HBeAg 的有效药物有丹参、皂荚、黄连、寻骨风、杜仲、藜芦、藕节。抑制 HBV DNA 的有效药物有：贯众、佩兰、荔枝核、珍珠菜、黄柏、茯苓、大黄、丹参；茵陈蒿汤和小柴胡汤为抑制 HBV DNA 的有效汤剂。还有通过调节免疫功能抑制 HBV 的方剂：乙肝舒浸膏（拳参、生大黄、茵陈）能增强细胞和体液免疫功能而在抑制中发挥作用；益肝片（由蚤休、虎杖、金钱草等组成）能促进机体免疫功能而达到抗 HBV 的作用。

叶人教授观察发现慢性肝炎患者其肝内胶原合成增多、分解减少，肝纤维化倾向较为常见，且肝纤维化是慢性肝炎发展成肝硬化的必经阶段，所以在临床治疗中阻断及逆转肝纤维化是治疗肝硬化乃至减少肝癌发生的关键。本病临床症状和体征有乏力、纳呆、肝区不适、腹胀、黄疸、脾肿大、鼻或牙龈出血、蜘蛛痣或肝掌等表现。本病病机为肝郁脾虚、气滞血瘀，故治法仍以疏肝健脾、行气活血为要，常用自拟方健肝饮加减。健肝饮组方为：丹参 15g，桃仁、炮山甲、鳖甲、赤芍、白芍、三棱、莪术、柴胡、制香附各 10g，黄芪 20g，太子参 15g，炒白术 12g，红花 6g，茵陈 15g，仙鹤草 30g，茜草炭 15g。方中丹参、桃仁、红花、赤芍、莪术、炮山甲、鳖甲具有活血祛瘀、软坚散结作用。配合黄芪、太子参、白术、柴胡、香附能健脾益气、疏肝解郁。血清透明质酸（HA）、III 型前胶原（PCIII）及层黏蛋白（LN）为血清肝纤维化指标，相关实验结果表明，服用健肝饮的肝纤维化患者，其治疗前后血清肝纤维化指标能够得到改善，机理在于它能抑制肝脏的炎症，促进坏死组织的修复；同时也直接作用于肝星状细胞，抑制胶原的合成，促进已形成的纤维降解，达到阻断及逆转纤维化的作用。

【肝着病案】

王某，男，50岁。2020年2月19日就诊。患者既往乙型肝炎病史5年，1周前出现转氨酶升高，伴肝区疼痛、纳呆，患者平素情志不舒，舌红苔薄白，脉细弦。

辨证立法： 患者情志不畅，肝气疏泄失司，而见转氨酶升高；气机阻滞不通，故见肝区疼痛；肝旺乘脾，而见纳呆。脉象细弦亦提示肝气郁滞，脾气虚弱之象。故治拟疏肝健脾为主。

方药： 柴芍六君子汤加减。

柴胡10g，炒白芍15g，半夏10g，陈皮10g，党参15g，炒白术15g，茯苓15g，炙甘草6g，女贞子20g，垂盆草30g，延胡索10g，制香附15g。7剂。

按语： 方中柴胡疏肝，升发肝气；白芍柔肝，收敛肝气，两者配伍一收一散，一阴一阳，起到疏散肝气而不伤阴；党参、白术、茯苓、甘草健脾助运；半夏、陈皮理气和胃；女贞子、垂盆草护肝；延胡索、制香附行气止痛。诸药同用，共奏疏肝止痛、健脾行气之功。现代药理学研究表明，女贞子、垂盆草具有保肝作用，故叶人教授常喜用二者治疗转氨酶升高的患者。兼见瘀血内阻者，予蒲黄、五灵脂；胃脘饱胀者，予丹参、甘松；反酸明显者，予浙贝母、海螵蛸；出血明显加仙鹤草、茜草根、水牛角。

（单卓程）

七、情志病

情志是机体对外界刺激的客观反应，通常指喜、怒、忧、思、悲、恐、惊七种情志变化。情志是以脏腑的功能活动为基础，过于强烈刺激或持久的情志活动，往往引起脏腑功能紊乱而发病。可见于中医内科学"郁证""不寐""脏躁""百合病""梅核气""癫狂"等病证。病名首见于张景岳的《类经》。在《黄帝内经》中对情志病病因病机已有描述。《素问·天元纪大论》提道："人有五脏化五气，以生喜、怒、思、忧、恐。"《类经·疾病类》认为："心为五脏六腑之大主，而总统魂魄，并该志意。故忧动于心则肺应，思动于心则脾应，怒动于心则肝应，恐动于心则肾应，此所以五志惟心所使也。"指出五脏与情志存在密切联系。《素问·五运行大论》记载："喜伤心，怒伤肝，忧伤肺，思伤脾，恐伤肾。"指出情志可致脏腑功能失调。《素问·阴阳应象大论》指出："暴怒伤阴，暴喜伤阳。"指出情志致病可导致阴阳失衡。《素问·举痛论》提道："怒则气上，喜则气缓，悲则气消，恐则气下，寒则气收，炅则气泄，惊则气乱，劳则气耗，思则气结。"指出情志病可致气机失调。叶人教授提出情志活动是以五脏精气为基础，五脏精气亏虚，则五气涣散而不收。若七情异常、五志过极，易伤及五脏。叶人教授指出情志致病，常表现为气机逆乱，升降出入失调，易致气滞痰阻，延久入血，血渐成瘀，故治疗情志病以"调畅气机"为主要治则，配合用化痰开窍、活血化瘀、安神定志等法。另外根据"因时因人"治宜的原则，指出平素多思多虑之人以及处于青春期、更年期之人更易患情志病，需辨证论治。叶人教授重视健脾胃，根据《金匮要略·脏腑经络先后病脉证第一》所载："见肝之病，知肝传脾，当先实脾。"治疗情志病时多加用健脾胃之药，"先安未受邪之地"。叶人教授据《素问·举痛论》"喜则志和气达，营卫通利"，提出"心身同治"，诊疗期间与患者进行沟通及疏导，不仅可以调节患者的情绪，也能缩短病程。

【情志病病案】

郑某，女，53岁。2023年2月12日就诊。既往有慢性乙肝病史30余年，平素易紧张。此次因"反复腹胀2个月"就诊。诉2个月前因丈夫住院，其间因担忧病情，休息欠佳，后出现腹胀，就诊时面色萎黄，伴肠鸣，纳差，偶有恶心，自觉胸胁部及四肢肌肉酸痛拘紧，下肢稍浮肿，伴口苦、口臭，大便干结，舌质暗，苔白，脉弦细。

辨证立法： 患者既往有慢性肝炎病史，平素易紧张，此次因家属住院，忧心忡忡，肝郁气滞，经络不舒，故胸胁部及四肢肌肉酸痛拘紧。气郁化火，则口苦、口臭。木旺乘土，脾胃运化失常，则腹胀、肠鸣。气血生化失常，面色失于濡养，则面色萎黄。治拟疏肝健脾。方剂用小柴胡汤合当归芍药散加减。

方药： 柴胡10g，黄芩10g，半夏10g，党参15g，大枣10g，生姜6g，甘草6g（炙），当归9g，白芍10g（炒），川芎10g，茯苓20g，白术20g（炒），枳壳10g，泽泻10g。共7剂，分早晚温服。

二诊时患者诉腹胀、纳差较前缓解，但近来入睡困难，偶有下肢抽痛，原方加郁金 10g，远志 10g，石菖蒲 10g，丹参 20g，甘松 6g。后患者未再来院，电话回访诉诸症已愈，嘱适度运动锻炼，保持心情舒畅。

按语：患者既往有慢性乙肝病史，易致肝脏疏泄功能失调，肝血瘀滞，加之近来遇事忧愁，气机郁滞，木旺克土，故出现腹胀、面色萎黄、肠鸣、纳差、胸胁部及四肢肌肉酸痛拘紧、口苦、口臭等症。叶人教授予小柴胡汤合当归芍药散治疗该证。据《神农本草经》记载："柴胡去肠胃结气，饮食积聚，寒热邪气，推陈致新。"柴胡可疏肝解郁，疏解壅滞于肠胃内的邪气，为方中君药；黄芩味苦性寒，可清热泻火，疏解郁热；大枣、人参健脾和胃；生姜、半夏降逆止呕；炙甘草调和诸药。芍药合柴胡柔肝与疏肝同用，使肝脏气机调畅。川芎为血分药，有和血疏肝之功效。茯苓、白术、泽泻则为气分药，有健脾利湿之功效，为肝脾同治，气血并调之方。二方合用则气机升降得调，共奏和解少阳、健脾养血、化瘀祛湿之功效。

（叶婉纯）

第三节 心、脑疾病及代谢综合征

一、痴呆

阿尔茨海默病又称老年痴呆，是以认知功能减退、精神行为异常、生活自理能力受限为临床表现的进行性神经退行性疾病，其与血管性痴呆、脑淀粉样病变等特定病因引起的痴呆有所不同。中医明代以前并无痴呆病名，其记载散见于"呆证""文痴""善忘"等病证中，至《景岳全书》中方有"癫狂痴呆"专篇，经过后世发展，逐渐形成一个统一的认识，认为本病病机多由年老体衰，情志内伤，久病耗损引起，病位在脑，与心、肝、脾、肾关系密切，病机为髓海不足，神机失用。

现今医学界普遍认为老年痴呆是大脑不可逆的退化，叶人教授亦认同此观点，人生而有命，先天之精多寡，寿命长短有别，《素问·上古天真论》云"今时之人不然也，以酒为浆，以妄为常……逆于生乐，起居无节，故半百而衰也"，现今之人与古人相比，逆于生乐之事益甚，安能不早衰乎！然我辈为医者，悬壶济世为己任，不得不为也。叶人教授认为治疗老年痴呆的主要原则当以填精益髓为主，兼以解郁化痰，因此叶人教授将老年痴呆分为两大证型：其一为单纯的脾肾两虚导致髓海不足证型，其二为脾肾不足，兼有痰浊证型。另外叶人教授认为针灸对改善老年痴呆有显著疗效，可以配合使用。督脉起于胞中，下出会阴，沿人体后背正中上行，经项后入脑内，循行路线同脊髓重合，为联络肾、髓、脑的重要通路，其可统领周身之阳气，对精神活动具有重要的调节作用，临床常采用针灸之法通调督脉以达到补肾健脑的作用。

1.脾肾两虚证

老年痴呆者先天之精已耗，唯可补后天之精，其法当健脾益肾，并且其中以健脾为先，益肾在后，因为脾胃之气不盛，水谷精微难以吸收输布，即便是大补之物也是徒增负担。叶人教授常用方剂为归脾汤合金匮肾气丸加减。归脾汤出自《严氏济生方》，此方擅治劳伤心脾，气血日耗所致的心脾两虚之证，其名归脾，重在健脾，使脾旺则气血生化有源，以此为基础，其他食物、药物方能为人体所用。金匮肾气丸出自《金匮要略》，又名八味肾气丸，其方温补肾阳为主，辅以利水渗湿，刚柔相济，使肾之元气生化无穷，是中医补肾之祖方。两方合用，健脾气、养心血、温肾阳，再辅以艾灸督脉，可奏填髓补脑之功。

【脾肾两虚病案】

赵某，男，77岁，既往体健。2022年1月12日就诊。患者家属诉患者近1年逐渐出现表情呆滞、健忘，家人当时未予重视。近半年来，患者出现语言含糊，词不达意，失认失算等症状，伴腰膝酸软，行走不稳，怕冷，胃纳差，口涎外溢。在当地医院行头颅CT提示脑萎缩，简易智能检查（MMSE量表）16分。西医诊断为阿尔茨海默病，予多奈哌齐片等治疗1个月后患者症状未明显改变，故来求助中医。刻下症：患者老年男性，神情倦怠，两眼无神，形体消瘦，对答困难，畏寒，无发热，胃纳差，夜寐不安，二便正常，舌质淡，苔薄白，脉细无力。

辨证立法： 患者年老，肾精亏虚，形寒肢冷，神智衰退，又脾胃失运，生化不足，纳差溢涎，舌质淡苔薄白，脉细无力，皆为脾肾阳虚之象，辨病为老年痴呆病，辨证为脾肾两虚证，治宜健脾益气，补肾温阳，方拟归脾汤合金匮肾气丸加减，并嘱其前往针灸科行艾灸督脉疗法，具体用药如下。

黄芪30g，党参15g，炒白术15g，茯苓10g，当归10g，远志10g，酸枣仁15g，木香6g，龙眼肉10g，制附子6g（先煎），肉桂6g（后下），熟地黄15g，山药30g，山萸肉15g，泽泻10g，牡丹皮10g，炙甘草6g。7剂。

7日后复诊，患者神情倦怠较前好转，语言渐清晰，能切题回答，腰膝酸软减轻，步履仍不稳，胃纳、夜寐改善明显，口涎外溢减少，舌质暗淡，苔薄白，脉细无力。前方加黄精、益智仁、鹿角胶各10g以补肾填精。

按语： 患者年老，精气日衰，神疲乏力，失眠健忘，纳差形瘦，畏寒怕冷，为肾阳虚衰，兼心脾两虚之证，方中肉桂、附子温阳补肾，熟地黄、山萸肉滋补肾阴，黄芪、党参、炒白术健脾益气，当归、远志、酸枣仁、龙眼肉养血安神，茯苓、泽泻利水渗湿，牡丹皮清热凉血，木香理气下行，炙甘草调和诸药。全方以健脾为基础，脾旺方可输布气血精华。同时辅助以艾灸督脉，艾灸有温通之效，取穴于督脉之上，可使阳气经此流通，促进脾、肾、脑等脏腑之间的交互。患者复诊时胃纳明显好转，故再投以黄精、益智仁、鹿角胶等大补肾精之药物以益精填髓，则无碍于脾胃。

2. 脾肾两虚兼有痰浊证

脾肾两虚兼有痰浊的患者除智力减退、精神萎靡外，还常常伴有哭笑无常，喃喃自语，或终日无语，呆若木鸡，伴有不思饮食，脘腹胀痛，痞满不通，口多涎沫，头重如裹，舌质淡，苔白腻，脉细滑等症状。叶人教授认为痰为阴邪，为津液停滞所形成，其本质仍是脾肾阳虚不能温通之故，痰邪留滞于脑髓使神机失用，留滞于七窍使五官迟钝，留滞于肠胃则腹胀痞满。叶人教授认为此证治宜健脾温阳，理气化痰，常用方为温胆汤合洗心汤加减。温胆汤有多种版本，此处为《三因极一病证方论》版本，为经典化痰名方，具有理气化痰，和胃利胆之效。洗心汤出自陈士铎《辨证录》，具有化痰开窍、通阳扶正之功，为治呆病专方。两方合用具有健脾温肾、化痰开窍之功效，既能治疗脾肾阳虚之本，又能兼顾痰浊壅滞之标。

【脾肾两虚兼有痰浊病案】

张某，女，70岁。2022年3月20日就诊。患者家属诉患者1年前经常出现胡言乱语，哭笑无常，健忘，甚至出现独自离家出走未归现象，患者家属送其至当地医院就诊，诊断为阿尔茨海默病，予对症治疗后患者未见明显改善，为求中西医结合治疗，遂来我院中医科门诊就诊。刻下症：患者老年女性，体形肥胖，神情呆滞，对答不切题，答非所问，家属诉患者在家时而疯癫，时而呆坐，胃纳差，夜寐不安，尿频，大便溏泄，苔白厚腻，脉细滑。

辨证立法：患者老年女性，体形肥胖，病程较长，痴傻疯癫，纳差便溏，此为脾胃升降失调，痰浊蒙蔽神机所致，苔白厚腻，脉细滑者，皆为痰浊留滞之象。治宜健脾燥湿，化痰开窍，方拟温胆汤合洗心汤加减，具体用药如下。

姜半夏12g，竹茹9g，炒枳实6g，陈皮9g，茯苓15g，茯神15g，党参30g，六神曲10g，制附子3g（先煎），石菖蒲

15g，酸枣仁15g，炙甘草3g，生姜5片，大枣3枚。7剂。

7日后复诊，患者疯癫发作频率较前稍有下降，夜寐较前改善，二便可，舌脉基本同前。患者胃纳仍不佳，予甘松6g，丹参、炒谷芽、炒麦芽各15g。

按语： 患者痴呆日久，脾肾亏虚，痰邪留滞，上蒙脑窍，故神机失运，治之不易，宜徐徐图之，不求速效。《辨证录》云"邪见正气之旺，安得不消灭于无踪哉"，故以党参为君药，健脾益气；半夏燥湿化痰，降逆和胃，竹茹清热化痰，石菖蒲辛苦性温，豁痰开窍，三者直折痰邪；枳实、陈皮理气化痰，茯苓、茯神利湿安神；少佐附子，少火生气，又兼温肾，姜、枣、草三味温中补气，调和诸药，共奏健脾利湿、化痰开窍之功。

（周时更）

二、中风

脑梗死，又名中风，是以猝然昏仆，不省人事，半身不遂，口眼㖞斜，言语不利等为主要症状的急性脑血管疾病。其病因病机为本虚标实，患者常因年老体衰、久病内耗、劳欲过度、饮食不节等因素导致气滞、痰凝、血瘀等邪气在体内积聚，当风邪外袭或情志过激则引动内邪，阻滞脑络，发为本病。叶人教授在综合性三甲医院工作近40年，接触了大量的中风患者，积累了丰富的临床经验，结合《金匮要略》《备急千金要方》以及后世各医家的经典理论，针对不同病程时期的卒中患者，总结了一套行之有效的治法，现将之介绍如下。

1. 急性期

中风发病突然，病情发展迅速，数分钟至数小时即可导致人体机能受损，依据病位不同，可将其分为中经络与中脏腑，其共同的临床表现有半身不遂、口眼㖞斜、言语不利等偏瘫症状，而鉴别点在于神志是否有损伤，中经络者仅表现为肢体偏瘫或颜面㖞斜，中脏腑者可见意识不清。而中脏、中腑又有不同，中脏者七窍闭塞，常见唇吻不收，舌强失音，鼻不闻香臭，耳聋眼瞀，二便秘结等，而中腑者多兼表证，脉浮恶寒，拘急不仁。

前文所说中风之病机为气滞、痰凝、血瘀阻滞脑络，故其治法应以通畅脑络为核心，视气滞、痰凝、血瘀三者病邪之多少而辨证论治。叶人教授治疗中风急性期的基础方为小续命汤加减，本方出自《备急千金要方》"治卒中风欲死，身体缓急，口目不正，舌强不能言，奄奄忽忽，神情闷乱"，方药由麻黄、人参、黄芩、白芍、防己、桂心、川芎、杏仁、甘草各一两，附子半两，防风一两半，生姜五片组成，本方辛热寒凉并用，补气行血同调，为中医治风经典名方。叶人教授认同刘完素之说，中风应使用六经辨证法，随证治之。病发于太阳经，无汗恶寒，倍麻黄、杏仁、防风，为麻黄续命汤，有汗恶风，倍桂枝、芍药、杏仁，为桂枝续命汤；病发于阳明经，无汗、身热不恶寒，加石膏、知母各二两，倍甘草，为白虎续命汤；有汗、身热不恶风，加葛根二两，倍桂枝、黄芩，为葛根续命汤；病发于太阴经，无汗、身凉，倍附子，加干姜一两，甘草三两，为附子续命汤；病发于少阴经，有汗、无热，倍桂枝、附子、甘草，为桂附续命汤；少阳、厥阴之中风症状近似，或有肢体挛痛，或有麻木不仁，皆加羌活四两，连翘六两，为羌活连翘续命汤。若见患者昏迷不醒者，当用小续命汤送服开窍醒脑之丹药，热者宜安宫牛黄丸，寒者宜苏合香丸。

先贤匠心独到，遣方用药严谨周正，但斗转星移，古今医疗环境不同，西医学发展迅速，中风之类急症多送往医院急诊急救，送医及时者，即所谓时间窗内（4～6小时以内），或行介入取栓，或行溶栓治疗，就医稍耽搁者，亦经大量抗血小板聚集、稳定斑块等药物治疗，中医参与治疗时，患者疾病已非其最初面貌，病情发展与经典条文颇有差池，常常令人抓耳挠腮，难以入手。叶人教授常常告诫我辈，千人千病，不可拘泥条文，恪守"观其脉症，知犯何逆，随证治之"之理，便可登堂入室，柳暗花明。叶人教授认为中风的治疗总归于行导六经、畅通脑络，正如《素问病机气宜保命集》所说"然治病之法，不可失于通塞，或一气之微汗，或一旬之通利，如此乃常之治法也。久则清浊自分，营卫自和"。叶人教授同时还告诫我辈需熟悉西医学的诊治方案，因为药物作用于人体，无谓中西，都对人体造成影响，不能中归中，西归西，相互无视，应当以患者为中心，这才是中医整体论的优势所在。

【中风急性期病案】

郑某，男，78岁。2020年8月12日因晨起时发现左侧肢体无力，伴口角歪斜，言语不利，家人送其至温州医科大学附属第一医院急诊就诊。急诊预估其发病时间为8小时左右，已超时间窗，遂予保守治疗。急诊治疗3天后，患者左侧肢体偏瘫及颜面歪斜症状基本同前，且诉畏寒怕冷，头项拘紧等不适，急诊科遂邀叶人教授会诊。刻下症：患者，老年男性，体形瘦小，穿厚棉衣，神志清醒，精神倦怠，左侧上下肢无力，不能抬举，畏寒怕冷，无汗，未发热，口角歪斜，口齿不清，颈部僵硬，胃纳差，喜热饮，小便短数，大便秘结，舌淡苔白腻，脉浮紧。

辨证立法：患者年老，素体虚弱，体形瘦小，外感风寒之邪，发病迅速，堵塞经络，致肢体、颜面偏瘫。时值 8 月酷暑，患者畏寒怕冷，无汗身凉，喜热饮，舌淡苔白腻，脉浮紧，皆为风寒之邪所致，且患者素体瘦小，胃纳差，以六经辨之，当为太阴经中风，治拟解表散寒，温中健脾，方拟附子续命汤加减，具体用药如下。

制附子 10g（先煎），生麻黄 9g，党参 10g，黄芩 9g，生白芍 15g，防己 15g，肉桂 9g（后下），川芎 10g，杏仁 10g（后下），防风 10g，葛根 15g，炒白术 15g，甘草 15g，干姜 10g，生姜 5 片，红枣 3 枚。7 剂。

7 日后复诊，患者诉左侧肢体无力较前稍有好转，已能抬举，畏寒怕冷有明显好转，偶有小汗出，口齿转清，胃纳改善，小便正常，大便仍较秘结，白腻苔较前稍薄，脉象基本同前。予原方减生麻黄至 6g，生白芍加量至 30g，炒白术改生白术 30g。

按语：中老年人为中风发病之主要人群，因其衰老，营卫之气日衰，卒感外邪，引动体内久留之痰、瘀邪，堵塞脑络，血脉闭阻，故见肢体、头面偏瘫，寒为阴邪，耗散阳气，卫阳不固则见畏寒怕冷，脾阳不足则胃纳减少，二便不利，皆因周身阳气被遏制，不能通利。附子续命汤以附子为君，辛热回阳，麻、桂、杏、姜解表散寒，防风开腠理，利九窍，党参、白术、甘草健脾益气，黄芩清热，川芎、白芍活血补血，葛根通络解痉。二诊时患者表证稍解，有微汗，减麻黄量，大便仍结，予生白芍加倍，炒白术改生白术并加量，二者能增液润燥也。急性期为中风治疗最关键时期，治法当以温通为主，有表证者汗之，有里证者下之，使邪气有所出，血脉方通。

2. 恢复期

中风急性期后外邪渐熄，患者神志转清，七窍开通，病情日趋稳定并逐渐好转，此事多发生于中风2周左右，是为中风恢复期。虽外邪渐去，但瘀阻经络之邪未清，四肢偏瘫、口舌歪斜、言语不利等症状仍存。其病机为中风后正气损耗，脉道不利，难以推陈出新，《黄帝内经》云"三阳三阴发病，为偏枯痿易，四肢不举"，王冰注之曰"三阴不足，则发偏枯，三阳有余，则为痿易"，三阴中以足太阴脾为要，脾主四肢，脾病则四肢不得禀水谷润养，气日以衰，筋骨肌肉日久痿易不用。《灵枢·刺节真邪》又言"虚邪偏客于身半，其入深，内居荣卫，荣卫稍衰则真气去，邪气独留，发为偏枯"。可见其病性为本虚标实之症，脾虚为本，脉阻为标，治法当标本兼治，叶人教授常用方为补中益气汤合补阳还五汤加减。补中益气汤为李东垣名方，具有健脾益气、升举阳气之效，为治本之方；补阳还五汤为王清任名方，益气活血，化瘀通络，为治标之方。两者合用，标本兼顾。叶人教授还主张中风恢复期患者应该同步进行针灸与康复治疗，多种疗法同时进行，使患者最大程度获益，尽可能地恢复机体功能。

【中风恢复期病案】

王某，男，65岁。2019年11月13日就诊。诉2周前因突发意识不清伴右侧肢体无力被送往当地医院急诊就诊，经对症治疗后仍有右侧肢体无力、麻木，言语不利，口角歪斜等症状，故来就诊。刻下症：患者，老年男性，体形较肥胖，神志清，精神尚可，右侧口角歪斜，右侧上肢可抬举，抓握无力，右侧下肢无力，不能自主站立，言语较含糊，进食无呛咳，胃纳不佳，夜寐可，二便正常，舌暗红苔黄腻，右脉沉涩，左脉濡细。

辨证立法：患者年老，素体肥胖，中风神昏，经急救后神志恢复，右侧肢体痿软无力，不能抓握，因肥人多痰湿，又猝感外邪，痰阻脑络，故见神识昏闭，经治疗后神志转清，然肢体经络中邪气未祛，脉道不利则血塞为瘀，脾脏本为湿困，又遭中风，元气大伤，脾病亦甚，不能为胃行其津液，故见纳差，痰、瘀阻塞于肢体经络，水谷之气难以濡养，故见患侧肢体痿软，舌暗红苔黄腻，右脉沉涩，左脉濡细皆为脾虚湿困，瘀阻脉络之象，治宜健脾益气，活血燥湿，方拟补中益气汤合补阳还五汤加减，具体用药如下。

黄芪30g，炒苍术10g，炒白术15g，党参15g，柴胡10g，升麻6g，当归15g，陈皮6g，川芎10g，桃仁10g，红花10g，赤芍15g，地龙15g，法半夏10g。7剂。

7日后复诊，患者自觉精神好转，右侧肢体力量稍有改善，能抓握轻物，胃纳较前好转，舌红苔黄腻，右脉涩，左脉濡。予原方中黄芪加量至60g，炒苍术加量至15g。

按语：中风过后，正气虚衰，老年肥胖之人脾胃功能本就不佳，故大法以健脾燥湿为主，黄芪补气升阳，行滞通痹，为两方共同之君药，若患者服后无头晕、血压过高等不适，宜加量至60g以上，党参益气健脾，炒苍术、炒白术同用，更加法半夏以健脾燥湿，柴胡、升麻升举清阳，陈皮理气，川芎、桃仁、红花、当归养血活血，化瘀通经，地龙力专善走，并引诸药之力直达络中。

3. 后遗症期

中风后遗症期指中风发生半年以后，此时外邪已除，余邪留络，多表现为颜面、四肢偏瘫，或言语不利，吞咽障碍。中风后遗症期是恢复期的下一阶段，叶人教授认为此时疾病的主要病位由脾脏转至肾脏，肾为先天之本，脾为后天之本，中风患者不能在恢复期及时治疗脾脏病变，后天之本耗竭，继而消耗先天之本，是谓久病及肾也，所以治法当以补肾为主，同时兼顾活血通络，叶人教授常用方为地黄饮子合补阳还五汤加减。地黄饮子出自刘完素《黄帝素问宣明论方》，其曰"内夺而厥，舌喑不能言，二足废不为用，肾脉虚弱，其气厥不至，舌不仁，经云喑痱……地黄饮子主之"，叶人教授认为其描述症状、病机与中风后遗症期极合，故用其为主方，并合用活血通络之补阳还五汤，标本兼治。

【中风后遗期病案】

张某，女，70岁。2020年5月9日就诊。诉半年余前因突发右侧肢体无力至当地医院就诊，诊断为脑梗死，住院治疗2周后因经济原因回家自行康复，现患者仍有右侧肢体无力，下肢尤甚，需拄拐慢行，伴言语不利，吞咽障碍，遂来就诊。刻下症：患者，老年女性，体形瘦小，神志清，精神倦怠，右侧肢体偏瘫，形体较左侧消瘦，胃纳一般，二便正常，舌淡苔薄白，脉细弱。

辨证立法：患者年老体衰，素体虚弱，中风后未规范治疗，遗留肢体偏瘫、言语不利、吞咽障碍等症状，现已入后遗症期，久病及肾，预后不佳，治宜滋补肾脏，活血通络以期改善症状，方拟地黄饮子合补阳还五汤加减，具体用药如下。

熟地黄 30g，山萸肉 15g，干石斛 10g，肉苁蓉 15g，制附子 6g（先煎），肉桂 6g（后下），麦冬 10g，五味子 6g，石菖蒲 10g，远志 10g，巴戟天 15g，黄芪 30g，当归 10g，川芎 10g，桃仁 10g，红花 10g，赤芍 15g，地龙 15g，薄荷 3g（后下），生姜 5 片，红枣 3 枚。7 剂。

7 日后复诊，患者诉精神状态较前有所改善，胃纳可，患侧肢体无力症状略有改善，其余无诉明显不适，效不更方，予原方 7 剂，嘱其坚持服药并配合康复锻炼方可有望康复。

按语：患者中风后未规范治疗，拖至后遗症期，久病及肾，筋骨痿废，治之必固先天之本，地黄饮子方中用熟地黄滋补肾阴，使真阴得补，阳有所依，为君药。巴戟天、肉苁蓉温补肾阳，益肾精，强筋骨；山茱萸、石斛助君补肾阴而养肝；麦冬、五味子补益肺肾之阴，且金旺生水；附子、肉桂亦温补肾阳引虚阳于肾中，共为臣药。君臣相配，寓有阴中求阳，阳中求阴之意，以阴阳并补。菖蒲、远志交通心肾，开窍化痰，使水火相交，精气渐旺；生姜、大枣调补脾胃，以助脾胃运化、升降；少量薄荷以舒郁散风，共为佐药以成滋肾阴、补肾阳、化痰开窍之效。再合补阳还五汤补益元气，活血通络，以使长久失用之躯体气血灌注，渐渐康复。

（周时更）

三、不寐

睡眠障碍属中医不寐的范畴，是指经常不能获得正常睡眠为特征的一类病证。主要表现为睡眠时间、深度的不足，以及不能消除疲劳、恢复体力与精力。轻者入睡困难，或寐而不酣，时寐时醒，或醒后不能再寐；重者彻夜不寐。在医学文献中不寐之名最早见于《难经》。《难经·四十六难》曰："老人卧而不寐，少壮寐而不寤者，何也？然，经言少壮者，血气盛，肌肉滑，气道通，荣卫之行不失于常，故昼日精，夜不寤。老人血气衰，肌肉不滑，荣卫之道涩，故昼日不能精，夜不得寐也。故知老人不得寐也。"不寐在《黄帝内经》中被称为不得卧、卧不安、不能卧、少卧、目不瞑、不夜瞑和不能眠等。《灵枢·口问》有云："卫气昼日行于阳，夜半则行于阴。阴者主夜，夜者卧……阳气尽，阴气盛，则目瞑；阴气尽，而阳气盛，则寤矣。"《伤寒论》第61条曰："下之后，复发汗，昼日烦躁不得眠……干姜附子汤主之。"《金匮要略·血痹虚劳病脉证并治第六》曰："虚劳虚烦不得眠，酸枣仁汤主之。"现代常用的失眠名称，首见于《外台秘要》卷三"……夫诊时行，始于项强救色，次于失眠发热，中于烦躁思水，终于生疮下痢，大齐于此耳"。

不寐常因饮食不节、劳倦或思虑过度、情志失常、病后或年迈体弱等因素，致心神不宁，神不守舍。根据不同的病因致痰浊阻滞、心肾不交、营血亏虚等证，从而心神内扰，阳盛阴衰，阴阳失和，进而不寐。叶人教授结合《灵枢·大惑论》所云"卫气不得入于阴，常留于阳，留于阳则阳气满，阳气满则阳跷盛，不得入于阴则阴气虚，故目不瞑矣"，认为不寐乃营卫之气不循常度，阳不得入于阴，阴虚不能纳阳所致。《王九峰医案》曰："胃者卫之源，脾乃营之本。"故叶人教授治疗不寐尤重脾胃。叶人教授常言脾胃坐镇中焦而居土位，为后天之本，气机升降出入之枢纽。五脏之精华，均赖于脾胃之运化。脾胃运化水谷精微，以养先天之肾精而固根本，肾水上济心火，心肾交通，水火得以相济而寐安。中焦是人体半上半下的枢机。脾主升胃主降，肾水借太阴脾之所升而升，心火倚阳明胃之所降而降，因此中焦脾胃为心肾交泰、水火共济之枢纽，起沟通上下的重要作用。若脾胃相和，气机调畅，升降有序，则心肾水火阴阳上下协调，夜卧神安。如唐容川《血证论》载："水火两脏皆系于先天，人之初胎，以先天生后天，人之既育，以后天生先天，故水火二脏皆赖于脾。"亦如《四圣心源》所言："脾升则肾肝亦升，故水木不郁，胃降则心肺亦降，故金火不滞。火降则水不下寒，水升则火不上热。平人下温而上清者，以中气之善运也。"叶人教授临床中常从交通心肾、和胃安神、清利胆热、清热育阴等方面，补其不足，泻其有余，调其虚实，以安其神。

1. 痰浊阻滞证

痰浊阻滞引起的不寐，常表现为头晕、身体困重、脘腹胀闷、纳差、大便溏滞不爽、舌苔厚腻、脉滑或濡。上述临床特点符合痰湿阻滞的基本证候。此证多因饮食不节，嗜食肥甘厚腻、生冷食物，或情志不畅、木郁乘土，进而损伤脾胃，痰湿内生，中焦壅滞，致脾阳不升、胃气不降，中焦斡旋不利，升降失司，妨碍心肾交泰而寐不安。叶人教授治疗不寐，着眼于调和阴阳、补虚泻实安神，重在调脾胃，同时针对痰浊形成原因而兼施以消食、行气、解郁、泄热等法，全面兼顾病情，方可上下俱调。叶人教授常论脾胃五行属土，治中央，受纳运化水谷精微，化生气血，以养诸脏。阳明浊阴宜降，太阴清阳宜升，中焦枢机运转则升降行而出入安。脾胃一调则周身气机皆调，脾胃一健则五脏六腑俱健，此乃调中央以通达四旁。叶人教授常引《格致余论·鼓胀论》曰："是脾具坤静之德，而有乾健之运，故能使心肺之阳降，肝肾之阴升，而成天地之交泰，是为无病之人。"叶人教授治疗痰浊阻滞病证常以半夏厚朴汤、枳术丸、半夏秫米汤合方加减。半夏厚朴汤源自《金匮要略》，其曰："妇人咽中如有炙脔，半夏厚朴汤主之。"原多用于痰气互结交阻于咽中之梅核气。叶人教授取其方药具有辛开痰郁、宣理气机的特点，将其引申运用，通过调畅中焦脾胃枢机而治疗不寐。方中半夏辛温味甘通阳，降逆而通泄卫气，厚朴燥湿消痰，下气除满，协同半夏化痰之力。并将原方中茯苓易为茯神，渗湿健脾，亦可安神，改紫苏叶为紫苏梗，加强宽中和胃作用，佐以生姜，既能散郁结又可消痰涎。枳术合用最早亦见于仲景经方，叶人教授用枳壳替枳实，取其性缓行气而不伤正。白术健脾醒胃，大便硬实不畅者用生白术，大便溏软质稀则用炒白术，并根据实际虚实侧重而调整枳术用药比例。另半夏秫米汤源自《灵枢·邪客》，其曰："饮以半夏汤一剂，阴阳已通，其卧立至。"方中秫米性味甘凉养营，益阴而通利大肠。该方具有行气化痰、和胃安神的作用。叶人教授常以薏苡仁代替秫米，据吴鞠通《温病条辨》之意："温病愈后，嗽稀痰而不咳，彻夜不能寐，半夏汤主之……如南方难得，则以薏仁代之"。薏苡仁甘淡微寒，甘缓属土之性与秫米相似，其淡渗之性较秫米更甚，在调和半夏之辛烈、健脾阴的同时，又能祛湿清中。叶人教授常于方中合用少量夏枯草，半夏与夏枯草皆具辛散开结之效，半夏长于开宣滑降，夏枯草兼能除热，且半夏依夏天而生，夏枯草值夏日而枯，加入薏苡仁和胃调中，可秉承天地阴阳交接之气而沟通上下心肾。如此，诸药合用消而不峻，补而不壅，化痰消痞，健脾和胃而使中焦枢机得转，心肾得交。若见食滞重者，喜用鸡内金、谷芽、麦芽、山楂等健胃消食；情志不畅而气滞者加郁金、合欢皮之辈疏肝解郁而安神；湿蕴化热而见口苦、舌苔黄腻者，则加用竹茹、滑石等清热利湿化浊之品。另，不寐日久，往往虚实夹杂，寒热胶结于中焦，枢机不畅，水火交通受阻，浊阴扰乱心神。叶人教授以辛开苦降为治疗大法，以辛温与苦寒两类药物，平调寒热、舒达气机、燮理阴阳、虚实共治。方选半夏泻心汤合酸枣仁汤为主方。方中重用半夏，取其辛散开结之用，既健脾和胃，消痞散结，又可交通阴阳，配黄连、黄芩苦寒降逆泄下，干姜温中除痞，参、草、枣补中益气，助斡运有权。酸枣仁汤出自《金匮要略》，其曰："虚劳虚烦不得眠，酸枣仁汤主之。"方中酸枣仁可用大剂量，其味酸甘，性平，《本草汇言》载其具敛气安神、和胃运脾之效。茯苓易茯神，补虚而助眠。知母苦寒入肾润燥滋阴，川芎辛温活血，二者相配，清降与升发并用，可助恢复逆乱之气机。诸药相合，寒热同用，和其阴阳，苦辛共济，调其升降，补泻兼施顾其虚实，以期中气得和，上下得通。

【痰浊阻滞病案】

陈某，女，48岁。2019年3月19日就诊。平素工作繁忙，饮食及作息不规律，喜食肥甘厚腻之品。此次因"反复不寐伴多梦、头晕2个月"就诊。患者2个月前出现不寐，难以入睡，头身困重，不喜饮水，伴咽喉不利，纳差，伴心烦焦虑，口苦口臭，大便黏滞不爽，舌淡胖多齿痕，苔厚腻，脉沉滑。

辨证立法：患者平素饮食不规律，脾胃受损，升降失调，水谷精微运化失常，则头重乏力、纳差、便溏。且因工作压力较大，气机郁结，痰浊内生，痰气交阻于咽部，则咽喉不利、心烦焦虑。治拟祛湿化痰，和中安神。方用半夏厚朴汤合枳术丸加减。

方药：姜半夏12g，厚朴10g，茯苓15g，陈皮6g，紫苏梗10g，薏苡仁20g，炒白术20g，炒苍术6g，枳壳10g，黄连3g，肉桂3g（后下），六神曲10g，远志10g，石菖蒲10g，炙甘草6g，生姜6g。共7剂，分早晚温服。

二诊时患者诉睡眠、痞满均有明显改善，因工作压力大，喜叹息，守方加佛手10g，醋香附10g，合欢皮30g。

按语：患者平素嗜食肥甘厚腻之品，中焦运化失司，水谷精微布散无力，痰浊中生，加之工作压力大，致使肝郁不疏，木郁乘土，痰湿更甚，致使脾胃升降失序，痰扰心神故而不寐。叶人教授在治疗上从中焦脾胃入手，化痰祛湿，恢复紊乱之气机，方使上下沟通，心肾交泰。方中半夏散结化痰、降逆和胃，厚朴燥湿消痰、下气除满，茯苓渗湿健脾，苏梗、枳术丸宽中和胃，佐以生姜，既能散郁结又可消痰涎。并予交泰丸滋肾水、降心火，石菖蒲辛温为阳主升，温胃化湿以绝生痰之源，远志味苦入心、肾二经，清降心火又能固先天肾阳，二者共奏化痰开窍、益智安神之效。二诊因气滞，加佛手、香附、合欢皮疏肝理气，诸药合用化痰消痞、健脾和胃而使中焦枢机得转，心肾得交。

2.心肾不交证

心肾不交引起的不寐，常表现为心烦不寐，心悸多梦，伴头晕耳鸣，腰膝酸软，潮热盗汗，五心烦热，咽干少津，男子遗精，女子月经不调，舌红少苔，脉细数。上述临床特点符合心肾不交的基本证候。此证多因外感阳邪、心火亢盛，或年老体衰、久病体虚，劳逸失度，忧思过度、暴受惊恐等致心火过盛炎于上、不能下交肾水或肾水枯竭不能上交于心，阴阳乖戾，心肾不交，神不守舍而不寐。叶人教授常言心肾同属少阴，心居于人之上位，为君主之官，为火脏而属阳；肾居于人之下位，为先天之本，其为水脏而属阴。正常情况下，心火受心阴牵制，化气下蛰而助肾阳，以温肾水，使肾水不寒；肾水受肾阳鼓动，化气上济心阴而制心火，防其独亢。正如朱丹溪《格致余论·相火论》中提出："心为之火，居上，肾为之水，居下；水能升而火能降，一升一降，无有穷已，故生意存焉。"叶人教授指出，心肾不交的核心病机是心火过热则上亢，肾水过寒则趋下，火炎于上而水趋于下，水火背道而驰，交通无路，从而出现心肾的阴阳平衡失调，导致心神失养，进而出现失眠、心烦、多梦等症状。本证临床常见于老年失眠。《素问·营卫生会》论述："老者之气血衰，其肌肉枯，气道涩，五脏之气相搏，其营气衰少而卫气内伐，故昼不精，夜不瞑。"经曰"人年四十，阴气自半"，老年人因其特殊的生理状态，脏腑功能逐渐衰退，肾气渐衰，肾精不足，真阴不升，真阳不降，易致水火不济，心火内扰而神不守舍，故其不寐好发且多见虚证。叶人教授治疗心肾不交不寐常运用地黄饮子合交泰丸加减，亦常用天王补心丹、黄连阿胶汤、封髓丹等方。地黄饮子出自刘完素的《黄帝素问宣明论方》，原书记载："主治喑痱，肾虚弱厥逆，语声不出，足废不用者。"该方取熟地黄、山茱萸滋肾阴，肉苁蓉、巴戟天补肾阳为君药，配伍附子、肉桂之辛热，以助温阳下元，摄纳浮阳，引火归原。辅以麦冬、石斛、五味子滋阴安神，壮水以济火，佐以石菖蒲、远志、茯苓开窍化痰、交通心肾、安神定志，姜、枣和中调药，功兼佐使。交泰丸出自《韩氏医通》，以黄连清心火，肉桂入心肾，引火归原。叶人教授临证选方时常两方相合去附子，共奏补肾填精、交通心肾、水火相济、宁心安神之功。临证如见心阴不足为主者，叶人教授常予天王补心丹加减。天王补心丹出自《校注妇人良方》，该方有宁心保神、益血固精、壮力强志之功，起清三焦、化痰涎、祛烦热、除惊悸、疗咽干、育养心神之功效。故叶人教授治疗心阴不足取该方滋阴养血、补心安神之效，必要时加黄连清心泻火。若心烦不寐，彻夜不眠者，加朱砂、龙骨、磁石、珍珠母重镇安神。阴虚火旺者，常予黄连阿胶汤，该方首载于张仲景《伤寒论·辨少阴病脉证并治》，其言："少阴病，得之二三日以上，心中烦，不得卧，黄连阿胶汤主之。"方中黄连清心泻火，除烦解热，黄芩助黄连以清心火，阿胶、鸡子黄同为血肉有情之品，合用以滋肾水而除烦。芍药合黄连、黄芩加强清热之功，又增阿胶、鸡子黄滋阴之效，且其味酸，可收敛心神，使阴血得养而心神得润，志意安宁而眠复如常。如相火妄动、上扰心神，可予封髓丹加减。封髓丹首见于元代《御药院方》。方中黄柏味苦入心，禀天冬寒水之气入肾，色黄入脾，脾也者，调和水火之枢也。砂仁辛温，能宣中宫一切阴邪，又能纳气归肾，甘草调和上下，与黄柏、砂仁合用，苦甘化阴，辛甘化阳，阴阳合化，水火相济，且能伏火，真火伏藏，命根永固，故曰封髓。如肾气虚寒，浮越于上，叶人教授常在封髓丹的基础上加潜阳丹。潜阳丹出自郑钦安的《医理真传》，方中加附子辛热，能补坎中真阳，龟甲得水之精气而生，有通阴助阳之力，使肾水得温，虚火得降，则诸症自愈。

【心肾不交病案】

徐某，女，60岁。2015年6月3日就诊。此次因"不寐伴心烦、口干 1 年"来诊。现患者主诉为入睡困难，伴早醒，醒后难以入睡，睡眠持续约 4 小时，伴心烦、口干、乏力、腰膝酸软、健忘等症，舌质红，少苔，脉沉细略数。

辨证立法：患者因年老体弱，肾气渐亏，肾精不足，肾水不能上交于心，而心火亢盛，不能下济肾水，阴阳失交，故而出现入睡困难、易醒、心烦、口干、乏力、腰膝酸软等症。治拟补肾填精、交通心肾。方用地黄饮子合交泰丸加减。

方药：熟地黄 15g，巴戟天 10g，山萸肉 8g，肉桂 3g，黄连 3g，麦冬 12g，石斛 10g，肉苁蓉 10g，茯苓 15g，远志 10g，石菖蒲 10g，五味子 10g，大枣 10g，生姜 6g。共 7 剂，分早晚温服。

二诊时患者诉入睡困难、心烦好转，稍感纳差，守方加炒谷、麦芽各 30g，六神曲 10g，服用 2 周。

三诊时患者诉睡眠持续约 6 小时，改用六味地黄丸合安神补脑液调理善后。

按语：患者为老年女性，阴精亏虚，无以滋养脏腑，阴不制阳，水火不济，心肾失交而不寐。叶人教授选方用药时去附子，指出非阳气大伤，不用此类大热之品。地黄饮子方中熟地黄、山萸肉补肾滋阴，肉苁蓉、巴戟天温肾壮阳，四者共奏调和阴阳之功，石斛、麦冬、五味子滋阴敛液，石菖蒲、远志、茯苓开窍化痰，合交泰丸以交通心肾，姜、枣调和诸药。诸药并行，标本兼治。

3. 心肝血虚证

心肝血虚引起的不寐，常表现为不易入睡，多梦易醒，心悸健忘，神疲食少，伴头晕目眩，气短自汗，面色无华，女子月经少色淡，舌质淡苔白，脉细弱。上述临床特点符合血虚扰神的基本证候。此证多因久病血虚，年迈血虚，或劳逸失调致脾虚气弱，气血生化乏源，进而心神失养，引起不寐。《景岳全书·杂证谟》云："故凡为七窍之灵，为四肢之用，为筋骨之和柔，为肌肉之丰盛，以至滋脏腑，安神魂，润颜色，充营卫，津液得以通行，二阴得以调畅，凡形质之所在，无非血之用也。"所以神魂得安与血液充盈关系密切。叶人教授引《血证论》曰："肝病不寐者，肝藏魂，人寤则魂游于目，寐则魂返于肝。若阳浮于外，魂不入肝则不寐，其证并不烦躁，清睡而不得寐。"另《素问·五脏生成》曰："故人卧血归于肝，肝受血而能视，足受血而能步，掌受血而能握，指受血而能摄。"指出肝脏与睡眠息息相关。叶人教授从肝的生理特性出发，指出肝藏血，性喜调达而恶抑郁，调畅一身气机。肝以血为体，以气为用，体阴而用阳。因此肝的病理特点被概括为"阳常有余，阴常不足"，即肝阴或肝血易亏、易虚，肝阳或肝气易亢、易郁，因此临床治疗肝血虚基础上常需注意疏肝解郁、潜阳之品的运用。《素问·灵兰秘典论》曰："心者，君主之官，神明出焉。"心亦为火脏，《血证论》云："火为阳，而生血之阴，即赖阴血以养火，故火不上炎。"故心血虚，则阴不涵阳，导致心火上扰心神而为不寐。肝为心之母，心为肝之子，"肝藏血，血舍魂""心藏脉，脉舍神"，若肝郁气滞，病由母及子，扰及心神，则起卧失常；若肝藏血不足，心神失于濡养，则心神不宁，神不守舍。故心肝二脏与不寐息息相关。所以叶人教授在治疗本证时注重心肝合治，重在调肝，辅以治心。治疗以补虚泄实，调整阴阳为原则。此外，在治疗的同时，注意心理疏导，不寐究其病机，多源于情志所伤，所以需重视调畅情志，保持心情愉快。叶人教授治疗心肝血虚不寐常运用甲乙归藏汤、酸枣仁汤等方。甲乙归藏汤首见费伯雄的《医醇賸义》，该方治疗"身无他苦，饮食如常，惟彻夜不寐，间日轻重，如发疟然，一载未愈"。甲为甲木，属胆；乙为乙木，属肝；藏即脏，指肝胆。方名意为使肝胆之气归于脏腑之中。方中生地黄、当归、白芍补养心肝之阴血，丹参清心除烦、养血安神，柏子仁养心，夜交藤交通心肾，合欢花解郁安神，珍珠母、龙齿入肝重镇安神，红枣健脾养血，可制珍珠母、生地黄之寒凉，少佐柴胡、薄荷行气疏肝，沉香降外浮之阳气，温中降气。该方可补肝之阴血，滋阴补虚，从而除烦安神。酸枣仁汤出自《金匮要略·血痹虚劳病脉证并治》，常用于阴血耗损的慢性长期失眠，方中酸枣仁善养肝血、敛神魂，为治疗虚烦不得眠要药。若脘腹纳胀、苔滑腻，加半夏、陈皮、茯苓、厚朴以健脾理气化痰；若心烦不寐、头晕目眩，加龙骨、牡蛎、僵蚕、蝉蜕等平肝息风，重镇安神。

【心肝血虚病案】

王某，女，50岁。2021年4月2日就诊。此次因"反复不寐半年"来院。平素工作压力大，作息不规律，常熬夜。曾在我院神经内科就诊，诊断为睡眠障碍，长期睡前服用"艾司唑仑片1片"。初诊时见面色无华，易紧张，多梦易醒，醒后难以入睡，伴头晕，无视物旋转，睡眠能持续2～3小时，伴乏力，胃纳可，大便干结，2 日一解，已停经半年，舌质淡，苔薄白，脉弦细。

辨证立法：患者围绝经期，乙癸同源，精血互生，因冲任损伤，精血不足，心失所养，则面色无华，头晕，乏力，舌质淡苔薄白，脉弦细。治拟疏肝解郁，养血安神。方用甲乙归藏汤加减。

方药：珍珠母 30g（先煎），龙骨 15g（先煎），生地黄 15g，当归 9g，炒白芍 15g，丹参 15g，柏子仁 20g，酸枣仁 10g，夜交藤 30g，合欢花 10g，柴胡 10g，薄荷 6g（后下），蝉蜕 6g，大枣 10g，火麻仁 10g。共 7 剂，分早晚温服。

二诊时患者诉入寐及头晕较前改善，睡眠能持续 4 小时左右，大便日解一次，质软，舒乐安定已减半服用，上方去火麻仁，原方继续服用 15 剂。

三诊时患者诉睡眠可维持 5 ～ 6 小时，晨起无不适，已停服舒乐安定片，予复方酸枣仁胶囊口服。

按语：患者围绝经期，天癸渐绝，肝血不足，肝阳上亢或肝木郁而不发，木旺克土，则气血生化乏源；或乙癸同源，精血互生，精血不足，水不涵木，心肾失交，故可见面色无华，易紧张，多梦易醒，乏力等症。血虚肠燥，则大便干结。叶人教授予甲乙归藏汤加减治疗该证，方中珍珠母、龙骨入肝镇静安神，丹参、生地黄凉血养血安神，白芍、当归养阴血而柔肝气，薄荷、柴胡行气疏肝，助血气运行而散郁火，合欢花安神解郁，蝉蜕与夜交藤同用，入心、肝经，上达于心调气血，中疏于肝安神魂，引阳入阴、养心安神，火麻仁润肠通便，大枣健脾养血。现代研究发现珍珠母、龙骨能镇静、催眠，延长慢波睡眠，改善睡眠周期。生地黄水提物可通过调节神经递质和细胞炎症因子改善睡眠。诸药配伍，全方共奏疏肝解郁、养血安神之功。

4. 营卫不和证

营卫不和引起的不寐，常表现多梦易醒，胆怯心悸，遇事善惊，气短乏力，自汗盗汗，小便清长，舌淡红，苔薄白，脉细弦、按之软而无力。上述临床特点符合营卫不和的基本证候。此证多因素体虚弱、劳逸失衡、忧思过度、大惊大恐、外邪扰神等致营卫失和，进而不寐。《灵枢·大惑论》记载："卫气不得入于阴，常留于阳。"《灵枢·邪客》曰："厥气客于五脏六腑，则卫气独卫其外，行于阳，不得入于阴。行于阳则阳气盛，阳气盛则阳跷陷，不得入于阴，阴虚，故目不瞑。"指出阴阳失和是不寐之关键，其中卫不入阴是根本。叶人教授赞同张景岳观点，"不寐证虽病不一，然惟知邪正二字则尽矣。盖寐本乎阴，神其主也，神安则寐，神不安则不寐。其所以不安者，一由邪气之扰，一由营气之不足耳"。叶人教授分析不寐病因有二：一因邪气干扰，卫阳浮越于外；二因营气不足，致卫气内伐。叶人教授根据巢元方《诸病源候论·大病后不得眠候》中"大病之后，脏腑尚荣，荣卫不和，故生于冷热。阴气虚，卫气独行于阳，不入于阴，故不得眠"的观点，提出营卫不和是不寐的病机。叶人教授治疗此类不寐，善"调和营卫"，使阴平阳秘，气血充和，心神得安，精神乃治。常用方剂为桂枝加龙骨牡蛎汤。桂枝加龙骨牡蛎汤首见于张仲景的《金匮要略·血痹虚劳病脉证并治》，书中记载："夫失精家，少腹弦急，阴头寒，目眩，发落，脉极虚芤迟，为清谷、亡血、失精。脉得诸芤动微紧，男子失精，女子梦交，桂枝加龙骨牡蛎汤主之。"原方由桂枝、芍药、生姜各三两，甘草二两，大枣十二枚，龙骨及牡蛎各三两组成。方中桂枝味辛性温，调和营卫，温阳补中，合生姜固卫以行阳，芍药养血敛阴和营，与温经通阳的桂枝搭配，共奏调和营卫之功。其中甘草、大枣补脾益气和中。龙骨属阳，牡蛎属阴，二者合用，可重镇潜阳，安神定志。叶人教授指出该方为桂枝汤加龙骨、牡蛎，桂枝汤为调和营卫的经典方，在外能解表散邪，调和营卫，在内缓中补虚，调和阴阳。叶人教授临证诊疗中，尤重视调和营卫，引张璐《张氏医通》"盖人生之气血全赖后天水谷以滋生，水谷入胃，其清者为荣，浊者为卫，荣气不荣则上热而血溢，卫气不卫则下寒而精亡，是以调和营卫为主。荣卫和，则三焦各司其职，而火自归根，热者不热，寒者不寒，水谷之精微输化，而精血之源有赖矣"，指出营卫调和，则神气舍心而安眠。临证如见口渴心烦、口舌生疮、溲赤便结，可予升降散加减，该方出自杨栗山的《伤寒瘟疫条辨》，原为治疗瘟疫而创立。原文释义："取僵蚕、蝉蜕，升阳中之清阳；姜黄、大黄，降阴中之浊阴，一升一降，内外通和，而杂气之流毒顿消矣！"故四药配伍，调畅气机，阴阳调和。若面色萎黄，倦怠懒言，纳呆便溏，可予加黄芪建中汤。《金匮要略·血痹虚劳病脉证并治》谓："虚劳里急，诸不足，黄芪建中汤主之。"该方在桂枝汤的基础上重用黄芪补中养血，饴糖益阴补虚，两方合用，使中焦得建，谷气得盛，营卫调和，阴阳相协，不寐自然向愈。若神疲气短、咽干口渴，合生脉散加减；如胸闷，善太息者，合小柴胡汤加减。

【营卫不和病案】

李某，女，48 岁。2020 年 3 月 30 日就诊。既往有慢性胃炎病史，平素作息及饮食不规律。此次因"反复入睡困难伴多梦、头晕半年余"就诊。初诊时面色萎黄，月经量少，诉入睡困难，多梦，伴头晕乏力，偶有心烦，纳差，腹胀，大便溏软，舌暗红，苔白，脉细弱。

辨证立法：患者平素饮食作息不规律，脾胃受损，升降失司，气血生化乏源，营卫失调，阴阳失和，则入睡困难、面色萎黄、纳差、反酸、大便溏软。治拟调和营卫。方用桂枝甘草龙骨牡蛎汤合黄芪建中汤加减。

方药：桂枝 9g，白芍 15g（炒），甘草 6g（炙），生姜 6g，大枣 10g，丹参 20g，甘松 6g，龙骨 30g（先煎），黄芪 30g，饴糖 40g（自备），牡蛎 30g（先煎），六神曲 10g，合欢皮 30g，夜交藤 30g。共 7 剂，分早晚温服。

二诊时患者诉入寐较前改善，心悸缓解，仍有易醒，纳差，大便偏软，原方去丹参、甘松，加炒山楂 10g，炒鸡内金 10g，石菖蒲 10g，远志 10g。

三诊时患者诉入睡可，无多梦、头晕，原方调理月余而愈。

按语：患者长期饮食及作息不规律，脾胃受损，气血乏源，升降失常，故见入睡困难、多梦。脾胃虚寒，运化失权故纳呆，下注大肠则大便稀溏。心悸、月经量少等症皆为中焦虚损，上不能济心养神，下不能充盈血海之故。心神失养，心火上炎而不寐。叶人教授予桂枝甘草龙骨牡蛎汤合黄芪建中汤治疗该证，方中桂枝汤缓中补虚，调和营卫，龙骨合牡蛎重镇潜阳，安神定志。加黄芪建中汤，益气补中而和阴阳。据《重庆堂随笔》载："心藏神而主血，心火太动则神不安，丹参清血中之火，故能安神定志，神志安则心得其益矣。"故予丹参清心除烦，养血安神，并合甘松芳香醒脾。现代研究发现桂枝中的主要成分桂醛皮具有镇静、止痛、强心等多种作用。白芍的主要成分芍药苷能解痉、镇痛。黄芪中所含黄芪多糖能增强人外周血单核细胞所分泌肿瘤坏死因子 α 的活性，并能促进脑组织肿瘤坏死因子 α mRNA 的表达，有效缩短入睡时间。龙骨由碳酸钙及磷酸钙等矿物质构成，其中主要矿物质元素铜、锰具有镇静安神等作用。故诸药合用，调和营卫，阴平阳秘，不寐自愈。

（叶婉纯）

四、脾瘅

代谢综合征是由于新陈代谢的某个或多个环节出现障碍引起的以肥胖、高血压、高血糖、高血脂、尿酸代谢紊乱等为特征的一类疾病。这类疾病存在共同病因，又互相促进，主要结局都是造成心脑血管等不良事件，具有高度相关性。这些病症或单发或合并多发，患者需要长期服用多种药物以达到降压、降糖、降脂、降尿酸及保肝降酶的疗效，因此，患者的经济负担与精神压力都很大。

从中医角度看，外感六淫（风、寒、暑、湿、燥、火）、内伤七情（喜、怒、忧、思、悲、恐、惊）、饮食劳逸等因素与该病发生密切相关。如外感寒湿、湿热常致脾运失常，水湿积滞，痰饮内生，日久化热化瘀，痰热瘀互结，阻碍气血运行而出现各种代谢紊乱症状。若饮食不慎，过食肥甘厚腻或嗜食辛辣等，可酿湿生热，湿热壅滞，影响脾胃功能。若所求不得，或情志失调，或劳逸失度（过劳或过逸），致肝气郁结，木（肝）郁乘土（脾），则易耗气、生湿，致人体脾失健运而痰湿内生影响代谢。

临床中，叶人教授通过以态靶辨证为指导，将辨病和辨证相结合，重视审因论治、审症求机，在临床实践基础上借鉴现代药理学成果，总结出治疗代谢性疾病的靶方，如应用"小柴胡汤"和解少阳，"温胆汤"通郁调畅三焦，"当归芍药散"调气和血、渗湿健脾，并将此作为基础方，进行加减应用于代谢性疾病，达到对该病的全方位治疗。

1. 基于态靶辨证治疗糖尿病

糖尿病属于中医学"消渴""消中""消瘅"范畴，最早见于《素问·奇病论》，其曰"脾瘅……此肥美之所发也，此人必数食甘美而多肥也，肥者令人内热，甘者令人中满，故其气上逆，转为消渴"。孙思邈《备急千金要方·消渴淋闭方》提出"凡积久饮酒，未有不成消渴"。因此，消渴病与生活方式、饮食习惯密切相关。其主要病因为情志失调，禀赋不足，劳欲过度，饮食失节，久坐少动。过食肥甘醇酒厚味，多食少动，常常致脾胃运化失职，积热内蕴，化燥伤津；或因精神刺激，气机郁结，久而化火，消烁肺胃阴津而发为消渴，其症状为"饮一溲二""善食而瘦""苦渴数次""热中善饮"等。历代医家多认为糖尿病以阴虚燥热为主，治以养阴清热。然而，叶人教授认为随着现代人工作节奏和生活习惯的改变，人们长期处于高压状态，易致肝气不舒，气机不畅，横逆犯脾，脾气受损，水液代谢失常，痰湿内生，日久化热伤津耗气，消渴则生；或酒水无度，耗伤脾气，运化布散水液失常，则生痰湿，脾土壅滞，木气失于疏调而郁结，气愈结，土愈壅滞，气机升降失常，内热则生，津液耗伤，也成消渴。叶人教授指出，临床上2型糖尿病患者出现典型的"三多一少"症状者并不多见，却常见到糖尿病患者伴随口干口苦、心情抑郁、寐差、少气乏力、神疲懒言、面色晦暗、舌淡红苔白厚腻或舌暗苔白、脉弦等肝郁脾虚、痰湿内蕴的表现。

小柴胡汤是《伤寒论》的经典名方，《伤寒论》第96条指出："伤寒五六日，中风，往来寒热，胸胁苦满，嘿嘿不欲饮食，心烦喜呕，或胸中烦而不呕，或渴……小柴胡汤主之。若胸中烦而不呕者，去半夏、人参，加栝楼实一枚。若渴，去半夏，加人参，合前成四两半，栝楼根四两。"第101条指出："有柴胡证，但见一证便是，不必悉具。"小柴胡汤具有调和营卫、调畅气机、和解枢机的作用，将此方加减后可用于以郁为主的"口渴"证。齐密霞等通过动物实验证明，小柴胡汤能改善2型糖尿病模型小鼠的糖脂代谢，降低血清胰岛素水平，显著降低血糖，其机理可能是小柴胡汤提升小鼠脂肪组织过氧化物酶体增殖物受体（PPAR-r）和葡萄糖转运蛋白 -4（Glut-4）水平，使外周组织对胰岛素的敏感性增强。临床研究也证实小柴胡汤具有保肝作用，而肝脏作为胰腺的靶器官，直接影响血糖的调节和代谢。当归芍药散出自张仲景所著《金匮要略》，有活血养血、健脾利湿的作用。由于糖尿病病久不愈多兼瘀，即"血不利，则为水"。如《血证论》云："瘀血化水，亦发水肿。"两方联用集疏肝理气、健脾除湿为一体，可作为靶方加减运用治疗糖尿病，而槟榔、厚朴、草果等是常用的靶药，可使秽湿浊气得以消散，湿热自除。糖尿病患者经辨证为肝郁脾虚、痰湿困脾证可使用该方，疗效显著。

【消渴病之肝郁脾虚证案】

潘某，女，49 岁，工人，体形肥胖。因"血糖升高 5 年，口干乏力 1 年"于 2018 年 9 月 12 日就诊。患者诉于 5 年前因体检发现血糖升高，当时偶有口干口苦、胃纳佳，确诊"2 型糖尿病"，长期服用二甲双胍缓释片 0.5g，1 日 2 次，联合拜唐苹 100mg，1 日 3 次，餐时嚼服。但平素饮食不规律，空腹血糖 8 ～ 9mmol/L，餐后血糖 10 ～ 11mmol/L，未重视未进一步诊疗。1 年前因家中变故出现情绪低落，口干多饮，疲倦乏力，遂至我科门诊就诊。刻下症：纳差、口苦、口干、嗳气、胸胁胀，夜寐可，小便无殊，大便成形，但偏干，两日 1 行，舌暗淡，苔白腻，脉弦细。中医诊断：消渴病，肝郁脾虚证。

辨证立法：患者饮食不节，致脾胃运化失职，痰湿内蕴，亦因 1 周前遭遇巨大精神刺激见情绪不稳，失望沮丧，伴纳差、口苦、口干、嗳气，胸胁胀，大便成形，偏干，舌暗淡，苔白腻，脉弦细。辨证为少阳枢机不利，气郁胸胁，横逆犯胃，肝脾不和，病久入络成瘀，治拟疏肝、理气、活血。宜小柴胡汤合当归芍药散加减。

方药：柴胡 12g，黄芩 10g，炙甘草 6g，党参 10g，川芎 10g，姜半夏 9g，当归 9g，白芍 15g，茯苓 15g，炒白术 15g，泽泻 15g，厚朴 10g，槟榔 15g，草果仁 8g，合欢皮 15g，薏苡仁 30g，牛膝 15g，鲜生姜 3 片。7 剂。

按语：患者少阳枢机不利，气化失常，气郁水阻，水湿困脾，脾失健运，凡此种种致湿浊内生聚积，病久则入络成瘀，如丹溪云："气血冲和，万病不生，一有怫郁，诸病生焉。"叶人教授结合《黄帝内经》中"疏其气血，令其和平，此为治也"的治则治疗消渴病。她在小柴胡汤合当归芍药散的基础上进行灵活加减应用，如加用厚朴 10g，槟榔 15g，草果仁 8g，合欢皮 15g，薏苡仁 30g，牛膝 15g。方中小柴胡汤具有和解少阳功效，柴胡为方中主药，疏畅气机，升发阳气；黄芩、生姜、姜半夏辛开苦降，寒温并用，调其津气；党参、炙甘草扶正气，补益中焦。当归芍药散中当归、川芎、白芍调肝活血散滞；炒白术、茯苓、泽泻健脾渗湿利水。小柴胡汤与当归芍药散合用升清降浊，疏理少阳气机，调和津液。全方配伍槟榔能消能磨，为疏利之药，厚朴味辛、性温，行气化湿；草果仁味辛，性温，燥湿健脾开胃，三味协力，直达其巢穴，使邪气溃败，此邪气即秽湿浊气。从以上三味主药性味功效看，草果仁辛热散寒燥湿，温脾，厚朴苦辛温，行气化湿，温中；槟榔苦辛温，能下气通便，利水消肿，其性皆辛温，湿得温而化，辛能开能行以宣湿，苦能燥湿，辛开苦降以舒畅气机，化中焦之湿。合欢皮、薏苡仁、牛膝合用，亦可加强疏肝健脾化湿之效。

2.基于态靶辨证治疗糖尿病肾病

糖尿病肾病是糖尿病最常见并发症之一，发病率也在逐年剧增，临床糖尿病肾病按照 Mogenson 法分为五期，分别为Ⅰ期（肾小球高滤过期）、Ⅱ期（正常蛋白尿期）、Ⅲ期（微量白蛋白尿期）、Ⅳ期（临床蛋白尿期）及Ⅴ期（肾衰期）。通常在Ⅲ期这一阶段可通过西医治疗逆转，但病情若进展至糖尿病肾病Ⅳ期，由于大量蛋白从小便丢失，致血白蛋白水平下降，从而出现低蛋白血症、浮肿，最终影响肾功能，发展成为慢性肾衰竭，在这些阶段西医治疗较为棘手。针对糖尿病肾病Ⅳ期及Ⅴ期出现的一系列临床症状，西医治疗措施仍以控糖、降压、调脂、改善循环等为主，但长此以往患者往往出现纳差、乏力、畏寒、腹胀等一派脾阳不足的表现；加上尿蛋白的长期丢失，精微物质的不足，必造成正气虚弱，日久出现脾肾阳虚证，患者常表现为全身浮肿、纳差乏力、腰膝酸困、形寒肢冷等症状。正如《证治准绳·消瘅》云"渴而便数有膏为下消（经谓肾消）"，《圣济总录》云"消渴病久肾气受伤，肾主水，肾气虚衰，小便至甜，有膏"，提示消渴日久，久病及肾，可出现尿液混浊。《外台秘要》曰："消渴者，原其发动，此则肾虚所致……若腰肾气盛，则上蒸精气，气则下入骨髓，其次以为脂膏，其次为血肉也，其余别为小便。故小便色黄，血之余也。腰肾既虚冷，则不能蒸于上，谷气则尽下为小便者也。故甘味不变，其色清冷，则肌肤枯槁也。"叶人教授认为尿中漏出的蛋白属于中医的"精微"范畴，宜藏而不宜泄。五脏中统摄精微物质的关键在脾、肾两脏。"脾主升清""肾主藏精"，清气不升、肾不藏精，则精气下漏，发生蛋白尿。因此脾肾两虚是蛋白尿的主要病因。因此中医治疗以健脾补肾固摄为主，如《金匮要略》云："男子消渴，小便反多，以饮一斗，小便一斗，肾气丸主之。"再如《医学入门·消渴》谓"治渴，初宜养肺降心，久则滋肾养脾。盖本在肾，标在肺，肾暖则气上升而肺润，肾冷则气不升而肺焦……然心肾皆通乎脾，养脾则津液自生"。针对脾肾虚弱导致的精微下注，八味肾气丸具有健脾益气、补肾填精功效，适用于脾肾虚弱患者，故叶人教授通过将此方加减应用于临床，治疗脾肾两虚证的糖尿病肾病伴有蛋白尿患者，获得显著效果。

【下消之脾肾阳虚证病案】

王某，男，60岁，退休干部。因"口干多饮16年，泡沫尿2年，加重1个月"于2019年5月17日就诊。患者诉于16年前因口干多饮至我院查静脉空腹血糖11mmol/L，餐后血糖19mmol/L，当时无尿频尿急，无恶心呕吐，无头晕头痛，无四肢麻木，确诊"2型糖尿病"，长期甘精胰岛素针联合口服药物降糖，现降糖方案为"甘精胰岛素针14U，晚9点皮下注射、磷酸西格列汀100mg，1日1次、恩格列净1片，1日1次"，诉平素空腹血糖7～9mmol/L，餐后血糖9～10mmol/L。2年前无明显诱因下出现泡沫尿增多，夜尿频。1个月前上述症状加重，遂至我科门诊就诊。刻下症：下肢轻度浮肿，倦怠，腰膝酸软，双手怕冷，双足刺痛，偶有口干，纳差，口淡无味，夜寐可，小便如上述，大便成形，两日 1 解。舌胖大，舌质暗苔腻，脉沉细。血生化检查示前白蛋白 191g/L，白蛋白 32g/L，空腹血糖 9mmol/L。尿常规检查示尿蛋白（+++），尿微量蛋白 / 尿肌酐 454mg/g。中医诊断：下消，脾肾阳虚证。

辨证立法： 根据上述各项指标结果，患者属于"糖尿病肾病Ⅳ期"。该患者消渴日久阴损及阳，脾阳虚则水谷精微不化，统摄失职，肾阳不足则肾中精气蒸腾气化失常，精微下注，出现蛋白尿、浮肿、乏力、腰膝酸软、双手怕冷、双足刺痛、纳差、口淡无味、夜尿频等病理现象。患者舌胖大，舌质暗苔白腻，脉沉细。辨证为下消，脾肾阳虚证。治拟健脾补肾，温阳化气，收敛固摄。方用八味肾气丸加减。

方药： 熟地黄 30g，山药 20g，山茱萸 10g，茯苓 20g，泽泻 15g，牡丹皮 12g，附子 8g（先煎），桂枝 10g，薏苡仁 30g，党参 15g，炒白术 15g，炙甘草 6g，丹参 20g，芡实 30g，牛膝 15g。20 剂，日 1 剂。后患者规律到门诊复诊。2019 年 6 月 17 日复诊。患者诉夜尿 3～4 次 / 日，尿中泡沫减少，浮肿减轻，但有腹胀，大便干，舌质偏红，苔薄白，脉仍沉细。辅助检查：血白蛋白 35g/L，尿蛋白（+++），尿微量蛋白 / 尿肌酐 300mg/g。上方基础上加紫苏叶 20g，黄连 3g，枳壳 10g。15 剂。后患者规律门诊复诊，守方加减。便秘加厚朴 10g，槟榔 10g，草果仁 8g，熟大黄 8g；水肿明显则加赤小豆 30g，茯苓 30g，泽泻 15g；恶心加竹茹 12g，生姜 3 片。

按语： 叶人教授认为糖尿病肾病病程长，病因病机较为复杂，总以本虚标实、虚实夹杂多见，目前临床各家争鸣，证型较为杂乱，多归纳为脾肾气阴两虚、气滞血瘀、肾络瘸痕和毒损肾络。叶人教授发现临床上糖尿病肾病Ⅲ期、Ⅳ期和Ⅴ期患者的证型多以脾肾阳虚证为主，因而治疗该病以补肾温阳、收敛固摄为组方原则，正如《素问·六节藏象论》所载："肾者，主蛰，封藏之本，精之处也。"叶人教授将八味肾气丸作为基础方，结合自己的临床经验对此方进行加减后用于降低尿蛋白，效果显著。方中附子味辛、甘，性大热，归心、肾、脾经，是温阳药物之首，回阳救逆的同时温补肾阳，本方中附子起到了温补肾阳之效；桂枝味辛、甘，但性温，可助阳化气，温通经脉，所谓"纳桂附于滋阴剂中，不在补火，而在微微生火，即生肾气也"；熟地黄用以滋阴补肾，再配伍山药、山茱萸以养肝肾之精血；薏苡仁和泽泻利水渗湿；牡丹皮性微寒味苦辛，可凉血、活血、不留瘀。党参、白术、茯苓、芡实健脾补肾，牛膝、丹参予补益肝肾，并兼有活血通经作用。若患者兼有秽浊水湿壅滞导致恶心呕吐、腹胀腹痛等胃肠道不适症状，可分别加用祛湿、健脾、和胃止呕等药物。药理研究显示熟地黄的主要成分包括苷类、糖类、地黄素等，其中地黄低聚糖可降低糖尿病鼠血糖水平，降低糖耐量，恢复正常的糖代谢功能。山茱萸及泽泻、茯苓、丹皮、芡实所含的主要成分均具有降低血糖、改善胰岛素抵抗的作用。并且泽泻提取物能减少蛋白的漏出，具有肾脏保护作用。诸药合用，温阳化水湿，滋阴生气，健脾除湿，使肾阳恢复，诸症自除。

（叶程程）

五、心悸

心律失常是心脏常见病证，为临床多见，除可由心本身的病变引起外，也可由他脏病变波及所致，常表现为心悸。其病因包括以下几种：外感或内伤导致气血阴阳亏虚，心失所养；痰饮瘀血阻滞，心脉不畅，引起以心中急剧跳动，惊慌不安，甚则不能自主为主要临床表现。多项研究证明，过度劳累与心脑血管病发病风险有相关性。盖心之动力为"气"，心之所养为"血"，气为血之帅，气行则血行，气滞则血瘀。故凡损及心气之动力，必殃及心血之所养，终使心脏发生冲动提前，或形成障碍，或传导障碍，因而出现各种心律失常。叶人教授认为阴阳失衡，心气不足，血脉瘀阻是心律失常总病机，唯有调整阴阳，益气养心，活血通脉，则血脉相合，血流通畅，心律正常。在治疗方面，叶人教授善用炙甘草汤合黄芪生脉饮益气养阴，补益心气。有研究证实其具有抗疲劳、保护心脏的作用，如《伤寒论》说："伤寒，脉结代，心动悸，炙甘草汤主之。"对于心律失常患者，使用此合方往往会取得较为满意的治疗效果。

【心悸之心血不足证病案】

缪某，男，30岁，工人。因"心悸、胸闷半个月"于2018年9月13日就诊。患者诉半个月前熬夜劳累后出现心悸、胸闷，程度不剧，休息后可缓解，发作时无胸痛、无头晕黑蒙，无耳鸣耳聋，无冷汗，至我院心内科就诊，查心肌酶谱正常，动态心电图提示房性早搏 125 次 /24 小时，查冠脉 CT 血管造影（CTA）未见明显异常，考虑"心律失常"，建议规律生活作息，无药物治疗。患者仍自觉不适，遂来我科就诊。刻下症：劳累后心慌，偶有胸前刺痛感，脘部胀满，精神疲惫，唇色偏暗，咽痛，盗汗，入睡易醒，胃纳可，小便无殊，大便偏干，日解 1 次，舌紫暗，苔薄白，脉沉细。中医诊断：心悸，心血不足证。

辨证立法：患者熬夜或劳累后耗伤气血，心气血阴阳失调，心失所养，症见心慌，胸前刺痛感，脘部胀满，精神疲惫，唇色偏暗，咽痛，盗汗，入睡易醒，胃纳可，小便无殊，大便偏干，日解 1 次。舌紫暗，苔薄白，脉沉细。辨证为心悸，心气不足证，治拟益气养阴、温阳定悸。宜炙甘草汤合黄芪生脉饮加减。

方药：黄芪 30g，太子参 15g，麦冬 15g，五味子 10g，丹参 30g，降香 6g（后下），郁金 15g，川芎 10g，红景天 20g，炙甘草 12g，姜半夏 9g，炒白术 15g，枳壳 10g，生地黄 15g，鸡血藤 15g，桂枝 9g，生姜 3 片，大枣 5 枚。15 剂，中药自煎，温水分服，日 1 剂。后患者规律门诊复诊，诉心悸胸闷症状改善，精神佳；后因工作压力大，再次出现心悸，叶人教授在上方基础上加煅龙骨、甘松，症状消失。如有胸痹可加瓜蒌、薤白以通心气，降浊阻。

按语：心主血脉，血液的运行依赖心气推动。汗为心之液，汗血同源，汗出过多，津血亏少，则气阴两虚。心气虚则血脉鼓动无力或紊乱，血脉瘀滞，出现胸闷、胸部刺痛的表现；心气虚则心慌气短。方中黄芪补气升阳，配伍炙甘草、大枣益心气，补脾气，以资气血生化之源；运用太子参而非党参，原因在于太子参与党参相比，太子参性较柔润，属"清补"之品，既可补气养胃健脾，又能清热滋阴，无刚燥之弊。生地黄滋阴养血，麦冬养阴生津，养心血，五味子酸温可止汗，宁心安神，且可制参、芪温补之偏。桂枝、生姜辛行温通，温心阳，通血脉，诸厚味滋腻之品得姜、桂则滋而不腻。方中一味丹参，功同四物汤，祛瘀生新，为调理血分首药，配伍川芎、降香、鸡血藤、郁金，行气活血化瘀之力增强。半夏枳术丸行气化滞。若配伍甘松，则有理气止痛、开郁醒脾作用。药理研究证实，甘松具有抗心律失常、保护心肌细胞的作用。现代药理学提示黄芪能扩张血管、强心、保护心肌，减少心律失常的发生。麦冬能抗心肌缺血和心肌梗死，抗心律失常，影响心肌生理特性。五味子能降低心肌收缩力，对心肌缺血再灌注损伤起到保护作用。亦有研究显示黄芪生脉饮可促进机体活动和细胞免疫功能恢复。诸药合用以达益气养阴消悸之效。

（叶程程）

六、眩晕

眩晕为临床常见病。目眩以眼花或眼前发黑、视物模糊为特征，眩晕以感觉自身或外界景物旋转，站立不稳为特征。两者常同时并见，故统称眩晕。

西医认为眩晕不是一种疾病，而是某些疾病的症状，有真性眩晕和假性眩晕之分。真性眩晕见于内耳性眩晕，由前庭周围系统病变引起，常见疾病包括梅尼埃病、中耳炎、迷路炎、内耳药物中毒、前庭神经元炎等。假性眩晕也称为一般性眩晕，多由全身性疾病引起，如椎基底动脉供血不足、锁骨下动脉盗血综合征、延髓外侧综合征、脑动脉粥样硬化、高血压脑病、小脑出血等。

《黄帝内经》中关于本病有"眩冒""目眩以转""眩"等多种称谓。孙思邈《备急千金要方》始称"眩晕"。历代文献中有关该病证的相关病名记述很多，有"风眩""眩运""痰运""虚眩""风晕""旋转"等许多不同的称谓。即便同一医家在同一文章中对眩晕范畴的描述都会出现多种，后世医家多以眩晕命名，一直沿用至今。导致眩晕的病机有实有虚，实为风、火、痰、瘀，虚则可为气血亏虚或肝肾亏虚。《黄帝内经》病机十九条曰"诸风掉眩，皆属于肝"，将眩晕的病机责之于与肝有关，肝为刚脏，主动主升，肝火易旺，火旺伤阴，肝风易动。因此《黄帝内经》中所论眩晕以阴液亏虚、肝风内动者居多。继《黄帝内经》之后，《伤寒杂病论》进一步完善了对眩晕的病机和治疗的认识，尤其重视痰饮在眩晕发病中的作用，认为痰饮水湿停聚体内，一方面使气机运行受阻，清阳不升，另一方面痰湿本身也可上犯致头目昏蒙，形成眩晕。张仲景治疗眩晕，内容丰富，法度严谨，其理法为历代所遵循，方药为后世所习用。

李东垣遵照《黄帝内经》"四时皆以养胃气为本"的理

论，结合自己长期的临床实践经验，提出了"内伤脾胃，百病由生"等独特的医学见解，强调脾土为万物之母，脾胃为气血生化之源，人以胃气为本。其撰写的《脾胃论》成为后世学习的典范。

朱丹溪主张"无痰不作眩"，认为痰由火引动，主张用升降法治疗。张景岳援引刘宗厚对眩晕"所谓虚者，血与气也；所谓实者，痰涎风火也"的认识，进一步论述了眩晕的发病机理，指出其虚因气与血，其实因痰涎风火相夹。虚者病之本，实者病之标。《丹溪心法·头眩》云："左手脉数热多，脉涩有死血。右手脉实有痰积，脉大是久病。久病之人，气血俱虚而脉大，痰浊不降也。""寸口脉滑，按之益坚者为上实。""寸口脉大，按之即散者为上虚。""寸口脉微者，以补中益气汤。"这些脉象的记载，实为朱丹溪在长期临床实践中积累而成，为经验之谈，值得后学者参考和借鉴。

叶人教授学贯古今，治疗眩晕尤其重视脾胃在人体中的枢纽作用。对痰湿型眩晕，叶人教授主张采用补中益气汤与半夏白术天麻汤合方，其立方重在恢复脾胃机能，其中补中益气汤健脾益气，用天麻平肝息风，半夏、茯苓健脾化痰，降逆和胃，脾胃一健，则清升浊降，而诸症自愈，这是探本求源之法。叶人教授重视体质学说，认为人有肥、瘦、壮、弱之分，不同的体形体质在一定程度上反映了人体所应有的生理状态，以及易患的证候类型。肥白之人，多为形盛气虚，易聚湿生痰，痰壅气塞化火，易患眩晕中风之证，治宜清痰降火为先，而兼补气之药；黑瘦之人多阴虚有火，其眩晕多为中气虚弱，脾失运化，痰液凝聚，治宜滋阴降火为要，佐以抑肝之剂。

叶人教授总结眩晕的辨证分型主要有四个证型：痰浊中阻证、肝阳上亢证、气血亏虚证、肾精不足证。

【痰浊中阻病案】

陈某，男，67岁。2022年7月19日就诊。自诉反复发作眩晕3年余，近10天加剧。1周前至县人民医院就诊，诊断为梅尼埃病，予倍他司汀、养血清脑颗粒等对症治疗没有改善，遂来我院中医科就诊。患者形体肥胖，脸色偏暗，血压130/90mmHg，伴有头昏沉，偶有头痛，四肢困重，纳呆，便溏，苔白腻，脉弦滑。

辨证立法： 形体肥胖，伴有头昏沉，四肢困重，纳呆，便溏，苔白腻，脉弦滑。辨证为痰浊中阻证，治拟健脾化痰，平肝息风。予柴芍汤、半夏白术天麻汤合泽泻汤加减。

方药： 柴胡6g，姜半夏10g，黄芩10g，太子参15g，当归10g，丹参15g，白芍10g，茯苓15g，生白术10g，甘草6g，甘松6g，天麻9g，泽泻25g，川芎10g。5剂。

5日后复诊，诉眩晕、昏沉、四肢困重感明显好转。

按语： 叶人教授常用此方治疗痰浊上蒙导致的眩晕，善于抓住"头重伴昏蒙如裹"主症。叶人教授善于从调理脾胃出发，认为脾胃一健，则清升浊降，诸症自愈，乃探本求源之法。如遇颈项僵硬者，加桂枝、葛根；舌苔厚白腻者加佩兰、藿香；合并高血脂，加槟榔、草果仁。

【肝阳上亢病案】

徐某，男，78岁。2022年10月12日初诊。主诉头晕22

天。既往患高血压30多年，平素不规律服用苯磺酸氨氯地平、厄贝沙坦片。现血压160/116mmHg。遂来中医门诊就诊，患者形体强壮，满脸通红，平时急躁易怒，睡眠差，头胀痛，有时头晕，情绪刺激后头晕头胀，头痛加重，口苦心烦，舌红苔黄，脉弦滑有力。

辨证立法：患者形体强壮，满脸通红，平时急躁易怒，口苦心烦，舌红苔黄，脉弦滑有力，辨证为肝阳上亢证。治拟平肝潜阳，补肾息风。方拟天麻钩藤饮合泽泻汤加减。

方药：天麻6g，钩藤6g，制龟甲15g（先煎），龙骨30g，焦栀子10g，川牛膝30g，杜仲20g，桑寄生20g，黄芩10g，夜交藤20g，益母草30g，川芎10g，泽泻25g，茯苓15g，半夏10g，生白术10g。7剂。

7日后复诊，诉头晕，头胀痛明显缓解，血压140/95mmHg。

按语：叶人教授认为肝阳上亢，上实下虚的证候，多因肝肾阴虚，阴不涵阳，阳亢风动。叶人教授叮嘱高血压患者一定要按时服用西药降压治疗，终身用药，监测血压，要警惕中风。如血压高，伴四肢麻木、头晕、头痛，需要中药调理，恢复阴阳平衡。

【气血亏虚病案】

谷某，女，43岁。2022年11月17就诊。自诉头晕乏力13天。血压90/55mmHg，曾在县人民医院就诊，血常规提示血红蛋白78g/L，红细胞压积下降。诊断为缺铁性贫血，予力蜚能多糖铁复合物胶囊，补中益气丸等对症治疗。复查血红蛋白有上升，但头晕、寐差未改善，遂来我院中医科就诊。患者体形偏瘦，面色苍白，神疲乏力，平素血压偏低，头晕眼花，劳动后眩晕易发作，心悸易醒，纳呆，舌淡胖苔白，脉沉细。

辨证立法： 面色苍白，神疲乏力，心悸易醒，舌淡苔白，脉沉细。辨证为气血亏虚证。治宜补气升阳，健脾养血。方用当归芍药汤合黄芪补血汤加减。

方药： 柴胡 6g，姜半夏 10g，黄芩 10g，党参 15g，当归 10g，丹参 15g，白芍 10g，茯苓 15g，生白术 10g，甘草 6g，甘松 6g，天麻 9g，泽泻 15g，川芎 10g，黄芪 30g，红枣 15g。

按语： 叶人教授认为气血亏虚型眩晕多表现为低血压伴贫血，当以补气养血为要。

【肾精不足病案】

金某，女，58岁。2022年9月17日就诊。自诉头晕乏力7月余，加重5天。常四肢麻木，要按摩一会才能行走，西医诊断为骨质疏松，予钙片及大活络丹，改善不明显。遂来中医门诊就诊。患者记忆力减退，耳鸣耳聋，腰膝酸软，夜尿频多，多梦早醒，舌红苔淡白腻，脉沉细弱。

辨证立法： 患者记忆力减退，耳鸣耳聋，腰膝酸软，夜尿频多，多梦早醒，舌红苔淡白腻，脉沉细弱。辨证为肾精不足证。治宜补肾填精，醒脑开窍。方用滋水清肝饮、半夏白术天麻汤合泽泻汤加减。

方药： 怀山药 30g，山萸肉 15g，牡丹皮 10g，柴胡 10g，茯苓 20g，生地黄 15g，泽泻 15g，枳壳 10g，焦栀子 10g，酸枣仁 10g，甘草 6g，杜仲 15g，鹿角霜 20g，天麻 9g。7剂。

二诊：患者头晕等诸症明显好转。续服 7 剂。

按语： 叶人教授认为本病属中医眩晕范畴，肾精不足，脑髓失充，头目失养，故头晕目眩，用滋水清肝饮加减。叶人教授运用补肾益精之法，滋水涵木，妙用天麻平肝息风。《神农本草经》示天麻"久服益气力，长阴肥健"，天麻可治内外风，是平肝息风的要药。叶人教授常用泽泻汤治疗眩晕症，经验关键在于剂量，泽泻 25g、白术 10g 为效果最佳，只要头晕不管寒热虚实皆可用之。

（滕洪表）

第四节　气血津液、经络关节病证

风湿免疫性疾病（rheumatic immune diseases）泛指影响骨、关节及周围软组织，如肌肉、滑囊、肌腱、筋膜、神经等的一组疾病。就中医学而言，本系统疾病主要对应于肢体经络及其所累及的脏腑病证，临床上比较常见的风湿免疫性疾病有：

1. 类风湿关节炎（rheumatoid arthritis，RA）是以侵蚀性、对称性多关节炎为主要表现的全身性自身免疫病。其特征为慢性、对称性、进行性的多关节炎，临床表现为受累关节疼痛、肿胀、功能障碍，病变呈持续、反复发作的过程。其病理改变为关节滑膜的慢性炎症、增生、形成血管翳，侵犯关节软骨、骨和肌腱等，导致关节破坏，最终造成关节畸形和功能丧失，严重者出现内脏器官损害。30 ～ 50 岁女性多发，男女患病比例约为 1 : 3。本病与中医学的"顽痹""历节"等相似。

2. 干燥综合征（Sjogren's syndrome，SS）是一种以侵犯泪腺、唾液腺等外分泌腺体，具有高度淋巴细胞浸润为特征的慢性炎症性自身免疫病。临床上主要表现为干燥性角、结膜炎及口腔干燥症，此外还可累及肺、肝、肾脏及血液系统等重要器官而出现多系统损害。本病与中医学的"燥痹""燥证"相似。

3. 系统性红斑狼疮（systemic lupus erythematosus，SLE）是一种多因素（遗传、性激素、环境、感染、药物、免疫反应各环节）参与的特异性的自身免疫病，血清中出现以抗核抗体为代表的多种自身抗体和多系统受累是 SLE 的两个主要临床特征。肾衰竭、感染、中枢神经系统损伤是死亡的主要原因。本病好发于女性，尤其是 20 ～ 40 岁的育龄期妇女。本病与中医学的"阴阳毒"相似，可归属于"鬼脸疮""红蝴蝶疮""蝶疮流注""痹证""水肿""虚劳"等范畴。

4. 强直性脊柱炎（ankylosing spondylitis，AS）是以骶髂关节和脊柱附着点炎症为主要症状的疾病，与 HLA-B27 呈强关联。本病属中医学"骨痹""肾着"等范畴。

5. 骨关节炎（osteoarthritis，OA）又称退行性关节病、骨关节病或肥大性关节炎，是以关节软骨的变性、破坏及骨质增生为特征的关节病。本病属中医学"痹证"范畴。

6. 痛风（gout）是由于尿酸盐累积过饱和而以晶体形式析出，进而诱发机体炎症反应的一种代谢性风湿病。本病与中医的"痹证"相似，属于中医"痛风""痹证""痛痹""白虎历节风"等范畴。

7. 继发性再生障碍性贫血（secondary aplastic anemia）简称继发性再障，系统性红斑狼疮、类风湿关节炎和嗜酸性筋膜炎等风湿免疫性疾病可继发再障，患者血清中可找到抑制造血干细胞的抗体，继发性再障与中医的"髓劳"相似，可归属于"虚劳""血虚""血证"等范畴。

8. 原发免疫性血小板减少症（primary immunologic thrombocytopenic purpura，ITP），既往称特发性血小板减少性紫癜，是一种获得性自身免疫性出血性疾病，约占出血性疾病总数的 1/3。该病的发生是由于患者对自身血小板抗原的免疫失耐受，产生体液免疫和细胞免疫介导的血小板过度破坏和血小板生成受抑。育龄期女性发病率高于同年龄段男性。第七届全国中西医结合血液病学术会议经过讨论将 ITP 中医病名定为"紫癜病"。

叶人教授认为免疫系统疾病与肝肾气血亏虚密切相关，常辨证为气血两虚证、寒湿证（肾着）、肝肾阴虚证、脾虚湿阻证、营卫不和证、寒凝痹阻证、血瘀证、痰瘀痹阻证、阴虚津亏证等证型，叶人教授重视和法，治疗上多采用祛风除湿，通络和营，补肝肾兼益气血的治法，临床实践证实中西医结合能提高疗效，减少糖皮质激素用量，减轻西药不良反应，缓解疼痛等症状，提高患者生活质量。

一、虚劳

1. 气血两虚证

系统性红斑狼疮、骨髓异常增生综合征、再生障碍性贫血、血小板减少性紫癜等疾病，表现为乏力、头晕、纳差、紫癜、出血等症状，常合并感染，虚实夹杂，本虚标实，病机为气血亏虚，骨髓不充，叶人教授常从虚劳论治，予补气生血，填精生髓，选用经方薯蓣丸加减，而非大补阴丸、左归丸等方，旨在维护脾胃后天之本。叶人教授认为大队滋阴填精之品，容易敛邪碍胃，脾胃运化失职，则精血生化乏源。

【气血两虚病案】

张某，女性，21 岁，职员。2010 年 7 月 15 日就诊。确诊系统性红斑狼疮病 3 年，累及血液系统，出现血小板减少性紫癜，血小板计数约 $2 \times 10^9/L$、血红蛋白 4 ～ 5g/L，患者隔 1 ～ 2 天要输血 1 次，经大剂量激素冲击治疗及服用羟氯喹等免疫抑制剂均无效，经治医生下病重通知，并告知目前只有对症处理，故转而求治于中医。就诊时，患者神清，满月脸，面色潮红，唇色苍白，牙龈渗血，上下肢可见多处片状紫癜。诉正在月经期，经血量多色红，夹暗红血块，神疲，腰膝酸痛，夜寐多梦，胃纳可，二便尚调，舌质淡，苔薄黄，脉细数。

辨证立法：患者既有失血后气血不足，正气大亏的唇舌色淡，神疲乏力；又有阴虚火旺，热伤血络，迫血妄行的衄血；还有阴不敛阳，虚阳浮越的面部潮红，以及精血不足，血不养心，腰膝失养。所幸患者能食，二便调，虽然病情急重，但脾肾功能尚未衰败。故重在健脾益气以固"后天之本"，以助"先天之本"，予薯蓣丸加凉血止血、填精益髓之品。

方药：山药 30g，当归 10g，桂枝 10g，六神曲 15g，干地黄 30g，稽豆衣 10g，甘草 6g，党参 15g，阿胶 9g（烊化），川芎 8g，白芍 15g，炒白术 15g，麦门冬 15g，防风 6g，柴胡 10g，黄精 20g，茜草炭 10g，侧柏炭 15g。7 剂。

按语：《金匮要略》曰："虚劳诸不足，风气百疾，薯蓣丸主之。薯蓣三十分，当归、桂枝、干地黄、曲、豆黄卷各十分，甘草二十八分，芎䓖、麦门冬、芍药、白术、杏仁各六分，人参七分，柴胡、桔梗、茯苓各五分，阿胶七分，干姜三分，白蔹二分，防风六分，大枣百枚（为膏）。"薯蓣丸的证治要点为机体气血阴阳俱虚，正气护表无力，外邪趁入而致正虚兼外感，本方为扶正祛邪代表方。

对该患者叶人教授从虚劳气血两虚论治，予补气生血，填精生髓，选用薯蓣丸，旨在维护脾胃后天之本，只用大队滋阴填精之品，容易敛邪碍胃，脾胃运化失职，则精血生化乏源。健运脾胃，充实气血生化之源，才能使脾胃生血、统血功能恢复正常，机体抗御邪气能力增强，从而使危重患者获得生机。该患者经调治 1 年，从 1 周输血 3 ～ 4 次，逐渐减少到 1 周 1 次，再减少到经后输血 1 次，半年后无需再输血，1 年后血小板恢复到正常水平，3 年后结婚生子。该案体现了"健脾胃，滋化源，生精髓""治脾胃以安五脏"的思想。

2.血瘀证

素体不足，真阴亏虚，久病入络，瘀血阻络，内侵脏腑。病位在经络、血脉，与心、脾、肾密切相关，可累及肝、肺、脑、皮肤、肌肉、关节等多个脏器组织。

【血瘀证病案】

李某，女性，32 岁，银行职员。2019 年 3 月 10 日就诊。

确诊系统性红斑狼疮，周身见紫斑，面色潮红，唇色紫暗，牙龈偶有渗血，夜难入寐，舌质淡，苔薄黄，脉涩。

辨证立法：辨证为血瘀证，方拟经方桂枝茯苓丸加减，诸药合用，共奏活血化瘀止血、补虚安神之功效。

方药：桂枝10g，茯神15g，生甘草6g，赤芍15g，牡丹皮10g，丹参10g，三七9g，桃仁10g，夜交藤30g，远志15g，黄芪10g。7剂。

按语：桂枝茯苓丸始载于《金匮要略》，其组成为"桂枝、茯苓、牡丹（去心）、桃仁（去皮尖，熬），芍药各等分"，原用于"妇人宿有癥病，经断未及三月，而得漏下不止，胎动在脐上者"，即以月经淋漓不断、腹痛或伴有包块、闭经为主要表现的妇科疾病，但临床上不仅用于妇科疾病，许多血瘀疾病均可应用，也可以用于男性。本方缓消瘀血而不伤正。方中桂枝温经散寒，活血通络；茯苓益气养心，能利腰脐间血；牡丹皮、桃仁、芍药活血化瘀；芍药并能养血和营。

二、肾着

风湿性关节炎、强直性脊柱炎等风湿免疫系统疾病见腰痛冷重者可辨为"肾着"，肾着是寒湿痹着于腰部所致的"腰以下冷痛"，张仲景用甘姜苓术汤温中散寒、培土制水而达到治疗腰痛的目的。

【寒湿证肾着病案】

李某，男性，50岁。2021年11月12日就诊。有强直性脊柱炎病史，HLA–B27阳性，腰腿部凉痛伴僵硬麻木无力，走路困难，口干不欲饮，无口苦，胃纳可，夜寐一般，二便可，舌质暗，苔白厚滑腻，中有裂纹，脉沉紧。

辨证立法：四诊合参，辨为太阴、少阴合病，阳虚寒凝，湿瘀互结痹着腰府，治宜温阳祛寒、化湿通络，方拟甘姜苓术汤（肾着汤）合虎潜丸加减。明·朱丹溪《丹溪心法》记载："虎潜丸，治痿，与补肾丸同。黄柏半斤，酒炒龟板四两，酒炙知母二两，酒炒熟地、陈皮、白芍各二两，锁阳一两半，虎骨一两，炙干姜半两。上为末，酒糊丸或粥丸。一方加金箔一片，一方用生地黄，懒言语者加山药。一方无干姜，冬月方加有当归一两半，熟地比前多一两，余同。"虎潜丸之虎骨今多以狗脊等替代，强健筋骨。

方药：干姜10g，茯苓30g，狗脊10g，杜仲15g，威灵仙15g，鸡血藤30g，白术30g，炙甘草10g，怀牛膝15g，熟地黄15g，锁阳15g。7剂。

按语：《金匮要略》云："肾着之病，其人身体重，腰中冷，如坐水中，形如水状，反不渴，小便自利，饮食如故，病属下焦，身劳汗出，衣里冷湿，久久得之，腰以下冷痛，腰重如带五千钱，甘姜苓术汤主之。"甘姜苓术汤（肾着汤）与苓桂术甘汤仅一味药之差，苓桂术甘汤无干姜而有桂枝，其证有上冲目眩之证，是水毒之上冲也，苓桂术甘汤证集中于上半身，有悸动、眩晕及胃内停水；甘姜苓术汤（肾着汤）无桂枝而有干姜，此水毒不上冲而下降，集中于下半身，故其证无上冲目眩之证，不存在胃内停水，故"饮食如故"。

三、痹证

痹名首见于《黄帝内经》。《素问·痹论》指出："风、寒、湿三气杂至，合而为痹。"《金匮要略》有湿痹、血痹、历节之名，张仲景创立的桂枝芍药知母汤、乌头汤等方至今沿用。叶人教授根据病程长短、体质差别、南方气候特点，将痹证归纳为 5 个证型。

1. 脾虚湿阻证

脾主升清运化，脾旺则输布精微，运化水液，脾虚则痰饮湿浊内生，阻碍气机，蕴久化热成毒，窜流体内，难以祛除，倏忽而止，发作无常，所聚之处，致风湿性疾病。

【脾虚湿阻病案】

周某，男性，58 岁，公务员，鹿城区人。2020 年 4 月 11 日就诊。体形偏胖，身困倦怠，汗出恶风，腰膝酸痛，纳食一般，既往有骨关节病史，脘腹胀闷，舌质淡胖，舌苔润。

辨证立法：辨证为脾虚湿阻证，治宜健脾利湿，方拟防己黄芪汤加减。适用于代谢性疾病如痛风、糖尿病、高脂血症、单纯性肥胖症等见脾虚湿阻证者。

方药：防己 12g，黄芪 15g，白术 12g，炙甘草 6g，生姜 9g，大枣 3 枚，厚朴 10g，大腹皮 10g，茯苓 15g，牛膝 10g，薏苡仁 30g。7 剂。

按语：《金匮要略》曰："风湿脉浮，身重汗出恶风者，防己黄芪汤主之。""风水脉浮，身重汗出恶风者，防己黄芪汤主之。腹痛者加芍药。""防己一两，甘草半两（炒），白术七钱半，黄芪一两一分（去芦）……锉麻豆大，每抄五钱匕，生姜四片，大枣一枚，水盏半，煎八分，去滓，温服，良久再服。喘者加麻黄半两；胃中不和者加芍药三分；气上冲者加桂枝三分；下有陈寒者加细辛三分。服后当如虫行皮中，从腰下如冰，后坐被上，又以一被绕腰以下，温令微汗，差。"防己黄芪汤用于表虚卫外不固，风湿伤于肌表出现的汗出、恶风、身体困重。方中以防己、黄芪共为君药，防己祛风行水，黄芪益气固表，兼可利水，两者相合，祛风除湿而不伤正，益气固表而不恋邪，祛风与除湿健脾并用，扶正与祛邪兼顾，使风湿俱去，诸症自除。

2. 营卫不和证

风湿免疫病起于表，病理改变重点在营卫，同时涉及半表半里的气血和里部的水谷津液。《灵枢》曰："人受气于谷，谷入于胃，以传于肺，五脏六腑，皆以受气，其清者为营，浊者为卫，营在脉中，卫在脉外，营周不休……营出中焦，卫出下焦。"营气、卫气都属于人体的营养物质，来源于脾胃运化所产生的水谷精微。上焦就是胸腺，中焦就是脾脏，下焦就是骨髓，营卫全面参与机体上、中、下三焦的营养代谢和免疫调节。营卫运行失常，卫外和濡养功能失和，三焦之气不能布达，导致肢体麻痹不仁，从而导致风湿痹证的发生。

【营卫不和病案】

黄某，男性，61岁，公务员退休，鹿城区人。2018年12月9日就诊。形体偏瘦，汗出恶风，周身酸楚，腰痛，肢体麻木，苔薄白，脉浮缓。HLA-B27阳性，有强直性脊柱炎病史。

辨证立法：辨证为营卫不和证，方拟桂枝汤加减。桂枝汤证自汗多见于体质瘦弱患者，怕风，这与玉屏风汤证相似，临床上常联合应用，出汗严重可选用桂枝加龙骨牡蛎汤或桂枝加黄芪汤。桂枝汤证与玉屏风汤证两者一定要区别的话，玉屏风汤证体质虚胖或黄汗，而桂枝证汤证体质瘦弱出汗多且伴悸动。

方药：桂枝9g，黄芪30g，芍药15g，防风15g，白术15g，丹参15g，乳香10g，没药10g，鸡血藤15g，薏苡仁15g，伸筋草15g，甘草5g。7剂。

按语：桂枝汤是《伤寒论》的第一张方，被后人誉为"群方之冠"，《伤寒论》曰："太阳中风，阳浮而阴弱，阳浮者，热自发，阴弱者，汗自出。啬啬恶寒，淅淅恶风，翕翕发热，鼻鸣干呕者，桂枝汤主之。"但如果桂枝汤只用于太阳病中风证，思路就偏狭了，把桂枝汤看作是鼓舞中气抵御外邪、调理脾胃改善机体后天之本的话，思路会开阔得多。"阳浮而阴弱"，有两种解释：一是病机，卫强营弱、营卫不和；二是脉象轻取应指，浮脉稍按则弱，或关浮尺弱，即阴阳指脉位，脉浮表有邪理应汗出而解，现今汗虽出而邪未解，是因为表虚营阴不足，这是桂枝汤的病机关键。桂枝汤《伤寒论》原文剂量为"桂枝三两（去皮），芍药三两，甘草二两（炙），生姜三两（切），大枣十二枚（擘）"，关于汉代一两相当于现代多少克，有15.625g（柯雪帆）、3g（明·李时珍《本草纲目》云"今古异制，古之一两，今用一钱"）等说法，从现代大多数专家用药经验来看3g居多。

3.寒凝痹阻证

户外作业、冒雨涉水、久居阴冷、出入冷库、坐卧潮湿等导致风寒湿邪入侵，痹阻经络，留滞关节，发为风湿免疫疾病。病初以邪实为主，病久伤正则虚实夹杂。病位在关节、经络，与肝、脾、肾密切相关。

【寒凝痹阻病案】

侯某，男性，62 岁，工人退休，鹿城区人。2020 年 12 月 26 日就诊。膝关节及周围窜痛，遇风寒痛感加剧，遇温热痛感减轻；恶寒畏风，兼有肩部重着感，舌质淡，苔薄白，脉弦紧。

辨证立法：辨证为寒凝痹阻证，治宜温经散寒，祛湿通络，方拟经方乌头汤加减。乌头汤作为治疗风湿免疫疾病的常用方，具有温经散寒除湿，兼通达经络、止痹除痛的功效，尤对筋骨失养、外感风寒之邪引起的寒凝痹阻证型骨性关节炎、类风湿关节炎、强直性脊柱炎等风湿免疫性疾病疗效显著。

方药：制川乌 3g（先煎），白芍 15g，黄芪 12g，独活 9g，桑枝 9g，麻黄 3g，秦艽 6g，甘草 6g。7 剂。

按语：《金匮要略》曰："病历节，不可屈伸，疼痛，乌头汤主之……麻黄、芍药、黄芪各三两，甘草（炙），川乌五枚（咬咀，以蜜二升，煎取一升，即出乌豆）。"乌头汤由制川乌、黄芪、芍药、炙甘草、麻黄组成，方中重用制川乌为君药，起到温经散寒、除湿止痛之作用；麻黄宣散透表，祛寒凝为臣药；芍药宣痹行血，柔肝止痛为佐药；黄芪益气固卫，助麻黄、制川乌温经止痛，亦制麻黄过散之性；炙甘草缓急止痛，并解制川乌之毒。诸药合用，使寒凝去而阳气宣通，关节疼痛除而屈伸自如。

4. 痰瘀痹阻证

因为先天不足或后天饮食不节、嗜酒、过食膏粱厚味，致脾胃受损，转运失职，湿浊内生，痰瘀内结，浊毒受气血鼓动而周流，滞留蓄积而致病。

【痰瘀痹阻病案】

张某，男性，68岁，农民，平阳县人。2018年1月5日就诊。关节疼痛反复发作，日久不愈，时轻时重，固定不移，关节肿大，见痛风石，皮色紫暗，脉沉涩。

辨证立法：辨证为痰瘀痹阻证。痛风日久，正虚毒盛，五脏功能失调，湿停津聚，痰凝血瘀内结，痰饮留注经络，瘀血闭阻血脉，痰浊瘀毒盘结在筋骨关节，出现关节畸形，屈伸不利。治宜化瘀祛痰，宣痹通络。方拟双合汤加减。

方药：当归9g，川芎9g，白芍9g，生地黄9g，陈皮9g，半夏9g，白茯苓9g，桃仁9g，红花3g，白芥子9g，甘草3g。7剂。

按语：双合汤是桃红四物汤合二陈汤而来，此二方相合即能化痰行瘀，宣痹通络。明·龚廷贤所著《寿世保元》记载："双合汤：当归，川芎，白芍，生地黄，陈皮，半夏（姜炒），白茯苓（去皮，各一钱），桃仁（去皮尖，八分），红花（三分），白芥子（一钱），甘草（三分）……一论手足麻痹，因湿所致也……一论感风湿，手腕或痛或木，或遍身麻木……一论妇人七情六郁、气滞经络、手足麻痹。"清·沈金鳌《沈氏尊生书·杂病源流犀烛》曰："有湿痰死血相并作麻木者宜双合汤。"

5.肝肾阴虚证

肾藏精，能养骨生髓，精髓可以化生血液，精足则血盛，精亏则血虚。同时，血液流经肾脏，为肾精提供物质基础。血液为水谷之精气化生，灌溉五脏六腑，男子转化为精，女子转化为乳汁或月水。故精血同源，互生互化。叶人教授认为免疫、血液系统疾病患者表现为贫血、血小板减少，多数与肝肾亏虚密切相关。西医治疗屡用激素类药物，易出现阴虚内热证，病程日久，阴损及阳，出现脾肾两虚，渐至阴阳俱虚。

【肝肾阴虚病案】

胡某，男性，79岁，农民，永嘉县人。2018年3月18日就诊。双下肢筋脉拘急不利1个月，既往有"痛风"病史，伴消瘦乏力，腰膝酸痛，视物昏花，纳食不馨，大便干结，舌质红，苔薄，脉沉细无力。曾在外院治疗，服用西药，疗效不显。

辨证立法：老年男性，下肢经脉拘急不利，腰膝酸痛，视物昏花，既往有痛风病史，结合舌脉，考虑为痹证，辨为肝肾亏损证，治宜补益气阴，调中助运，方拟柴胡芍药汤合异功散、一贯煎加减。患者年近八旬，又因年轻时操劳过度、缺医少药，积劳成疾，先后天之本皆虚，肝血肾精不足。南宋张锐《鸡峰普济方》曰："补肾不如补脾。脾胃既壮，则能饮食既入，能旺荣卫，荣卫既旺，滋养骨骸，保养精血。"明·李中梓《医宗必读》云："胃气一败，百药难施。一有此身，必资谷气。谷入于胃，洒陈于六腑而气至，和调于五脏而血生，而人资之以为生者也。"故遵古人"补肾不若补脾"之说，于中焦脾胃求治，正如叶天士所言"上下交损，当治其中"，故该患者合用异功散健脾和胃。

方药：柴胡 10g，生白芍 30g，当归 10g，生晒参 10g，生白术 30g，茯苓 12g，炙甘草 6g，陈皮 6g，北沙参 15g，生地黄 15g，枸杞子 20g，枳壳 10g。7 剂。

按语：柴胡芍药汤出自《圣济总录》，原本用于"治伤寒发汗后，邪热不除，腹胁胀痛"。柴胡的主要成分柴胡皂苷具有较强的抗炎作用，它对多种炎症过程包括炎性渗出、毛细血管通透性升高、炎症介质释放、白细胞游走、结缔组织增生和多种变态反应炎症均有显著的抑制作用；白芍性味苦、酸、甘，微寒，归肝、脾经，其在本方中的功效为养血敛阴，柔肝止痛。

四、燥症

干燥综合征的基本病机为津液耗伤、精血亏虚或津液输布障碍，导致机体失于濡润而致病。津液不足，脉道滞涩，气血运行不畅，或邪气阻滞，或津液输布障碍，燥结成痰，阻滞气血，其病位在口、眼、鼻、咽等清窍，亦可累及全身。病性属本虚标实，阴虚为本，燥热为标。

【阴虚津亏病案】

张某，女性，48 岁，农民，文成县人。2019 年 9 月 12 日就诊。口、眼、鼻干燥少津，咽干，干咳无痰或痰少黏稠，难以咳出，头晕耳鸣，五心烦热，腰膝酸软，夜尿频数。抗SSA（＋），西医诊断为干燥综合征。舌红少苔，脉细数。

辨证立法：辨证为阴虚津亏证。治法为滋养阴液，生津润燥。方拟滋水清肝饮合麦门冬汤加减。滋水清肝饮出自明末清初医家高鼓峰（高斗魁）的《医宗己任编》，具有滋阴养血、清热疏肝的功效，由经方金匮肾气丸化裁而来。

方药：麦冬 30g，太子参 15g，桔梗 10g，熟地黄 15g，当归 10g，白芍 15g，酸枣仁 10g，山萸肉 10g，茯苓 15g，山药30g，柴胡 10g，山栀子 10g，牡丹皮 10g，泽泻 10g。7 剂。

按语：《金匮要略》曰："大逆上气，咽喉不利，止逆下气者，麦门冬汤主之。""麦门冬七升，半夏一升，人参二两，甘草二两，粳米三合，大枣十二枚。"《金匮要略》原方麦门冬剂量特别大，实际临床上一般酌情减量。

（邹海洲）

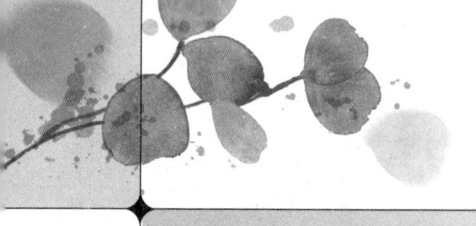

第二章

妇科治验

第一节 月经病

《素问·上古天真论》记载："女子七岁，肾气盛，齿更发长。二七而天癸至，任脉通，太冲脉盛，月事以时下，故有子……七七，任脉虚，太冲脉衰少，天癸竭，地道不通，故形坏而无子也。"其明确指出月经来潮与肾气充盛、肾精充足及冲任脉气血充盛密切相关。在月经产生机理的理论中，中医学的"肾气－天癸－冲任－胞宫"的环路与西医学的"丘脑－垂体－卵巢－子宫"的路径相对应，这为中西医结合治疗月经病，提供了理论根据。因此，丘脑－垂体－卵巢轴调节障碍引起的功能性月经病，如月经不调、功血、闭经等，运用中医的"补肾气，调冲任"的方法治疗，可收到较好的治疗效果。

月经周期提前 7 天以上，甚至 10 余天一行，连续 3 个月经周期以上者，称为"月经先期"，亦称"经期超前""先期经行""经早"。

西医认为月经提前大多和卵巢功能减退、无排卵型功能失调性子宫出血、黄体功能不足以及盆腔炎性等疾病相关。 中

医认为本病的主要机制是冲任不固，经血失于制约，月经提前
而至，常由气虚和血热所致。气虚有脾气虚和肾气虚之不同；
血热有阴虚血热、阳盛血热和肝郁化热之区别。

1. **阴虚血热**

素体阴虚，或失血伤阴，或多产房劳，耗损精血，或思虑
过度，阴血暗耗，阴虚生内热，热扰冲任，冲任不固，经血失
于制约，遂致月经提前而至。

2. **阳盛血热**

素体阳盛，或过食温燥辛辣之品，或感受热邪，蕴而化
热，热伤冲任，扰动血海，迫血妄行，故月经提前而至。

3. **肝郁化热**

平素情志抑郁，或情志内伤，抑郁不舒，肝气郁结，郁
久化热，热伤冲任，扰及血海，遂致月经提前而至。

4. **脾气虚**

体质素弱，或饮食失节，或劳倦思虑过度，损伤脾气，脾
伤则中气虚弱，冲任不固，经血失统，以致月经先期来潮。脾
为心之子，脾气既虚，则赖心气以自救，久则心气亦伤，致使
心脾气虚，统摄无权，月经提前。

5. **肾气虚**

年少肾气未充，或绝经前肾气渐虚，或多产房劳，或久病
伤肾，肾气虚弱冲任不固，不能约制经血，遂致月经提前而至。

月经的成分主要是血，而血的统摄和运行有赖于气的调
节，同时气又要靠血的营养。输注和蓄存于冲任的气血，在天
癸的作用下化为经血。因此在月经产生的机制上，气血是最基

本物质。脏腑为气血之源，气血来源于脏腑。

【青春期无排卵功血验案】

黄某，女，12 岁。2020 年 7 月 3 日初诊。2020 年 1 月初潮，初潮至今每次经期月经淋漓不尽，周期 20～28 天一行，经期延长至 20 余天。末次月经 2020 年 6 月 20 日，月经至今未净，色淡，量时多时少。身高 152cm，体重 42kg，胃纳欠佳，二便调，精神尚可，稍乏力，面色稍苍白，血红蛋白 105g/L。夜间眠浅多梦，舌淡苔薄白，脉细，曾在外院诊断为青春期无排卵功血，治疗效果不佳。中医诊断为崩漏，气血不足证。根据叶人教授经验，予归脾汤加减治疗。

方药：黄芪 15g，太子参 15g，当归 6g，白术 12g，茯神 12g，木香 8g，酸枣仁 12g，仙鹤草 30g，茜草 15g，海螵蛸 15g，炒杜仲 15g，血余炭 10g。7 剂。

二诊：2020 年 7 月 11 日。

服药第 3 天月经净，胃纳稍有增多，精神可，余症状变化不明显。方药：黄芪 15g，太子参 15g，当归 10g，白术 12g，茯神 12g，木香 8g，酸枣仁 12g，仙鹤草 30g，山药 30g，杜仲 15，鸡血藤 15g。7 剂。

三诊：2020 年 7 月 25 日。

2020 年 7 月 18 日月经来潮，月经量可，色可，现经行第 7 天未净，量较前几日减少，脉细，苔薄白，胃纳。方药：黄芪 15g，太子参 15g，当归 10g，白术 12g，茯神 12g，陈皮 8g，酸枣仁 12g，仙鹤草 30g，茜草 15g，海螵蛸 15g，炒杜仲 15g，血余炭 10g。5 剂。

四诊：2020 年 8 月 25 日。

2020 年 8 月 16 日月经来潮，色暗红，量中，6 天净，精神可，胃纳可，二便调，因上学服用中药不方便要求开中成药。嘱：乌鸡白凤丸 2 盒，经净后服用，连续服用 3 个月经周期。后随访月经周期 27～30 天一行，经期 5～7 天，量可，未见月经淋漓不尽，体重增加 3kg。

按语：叶人教授在青春期功血治疗方面颇有心得。气血是化生月经的基本物质，气血充盛，血海按时满盈，才能经事如期。

青春期少女肾气稚嫩，学业繁重，劳倦失度，损伤脾气，中气下陷，冲任不固，血失统摄，非时而下。面色萎黄，头昏头晕，肢倦乏力，食欲不振，崩漏便血。若心脾两虚者，症见月经提前或经期延长，心悸怔忡，失眠多梦，四肢倦怠，舌淡苔薄，脉细弱，治宜养心健脾，固冲调经，方用归脾汤（《校注妇人良方》）。白术、茯神、黄芪、酸枣仁、人参、木香、当归、远志、甘草、生姜、大枣。方中人参、白术、黄芪、甘草健脾补气固冲；当归、大枣健脾养血；酸枣仁、茯神、远志养心宁神；生姜、木香行气醒脾。全方共奏补脾养心、固冲调经之效。加仙鹤草、茜草、海螵蛸、血余炭收敛止血补虚，杜仲补肝肾温经止血，山药补脾胃益肺补肾，以"健脾养心，补肾气，调冲任"的方法治疗，收到不错疗效，与西医青春期功血治疗原则以止血、调节月经周期、促排卵为主相符合。

【月经先期伴痤疮验案】

胡某，女 35 岁，离异未育。2022 年 5 月 6 日初诊。患者

15 岁初潮，既往月经周期规则。主诉月经先期 1 年，18 ～ 23 天一行，4 ～ 6 天净，量不多，色暗，末次月经 2022 年 4 月 25 日，近半年伴面色暗沉，黑眼圈明显，下颌痤疮，经前乳房胀痛，经行腰痛，烦躁易怒，情绪不稳定，常常唉声叹气，觉得生活没有意思，夜间多梦易醒，夜间咽干须起床喝水，二便调。舌淡，舌边尖红，苔稍黄，脉细弦。

辨证立法：离异后心情烦闷，郁郁寡欢，郁久化热，热扰冲任，血海不安。治疗上宜清肝解郁，凉血调经，健脾温肾。方用丹栀逍遥散。

方药：柴胡 10g，当归 10g，炒白芍 15g，白术 15g，茯神 15g，甘草 6g，牡丹皮 10g，焦栀子 10g，薄荷 5g（后下），益母草 15g，香附 10g，郁金 10g，玫瑰花 8g，盐杜仲 15g，续断 15g，生姜 3 片。7 剂。

二诊：2022 年 5 月 15 日。

服药后心情烦躁、睡眠不安均有缓解，夜间无需起床喝水，舌淡，苔薄白，舌边红较前减少，脉稍弦。效不更方，原方再服 7 剂。

三诊：2022 年 5 月 28 日。

月经来潮时间 2022 年 5 月 21 日，量中，色暗红，无血块，5 天净，余症状均有缓解，下颌痤疮仍有，肤色偏暗沉。

方药：原方去焦栀子、牡丹皮、益母草、盐杜仲、续断，加鸡血藤 15g，泽泻 15g，川芎 10g，薏苡仁 30g，黄精 15g，连翘 10g，金银花 10g，陈皮 8g，大枣 5 枚。10 剂。

四诊：2022 年 6 月 10 日。

患者面带笑容进诊室，笑盈盈问道："医生，我是不是变漂亮了？"观察患者肤色暗沉有改善，下颌痤疮减少，性格较前开朗。原方去郁金继服。

五诊：2022 年 6 月 22 日。

2022 年 6 月 18 日患者月经来潮，量较以往增多，色可，经行腰痛缓解，舌淡红苔薄白，脉弦细，症状缓解，肤色偏暗沉。上方去柴胡、金银花、连翘。10 剂。后随访，月经 26 ～ 30 天一行，余症状未再显，近日经家人介绍相亲，正在开始一段新感情。

按语：现代人压力大，此患者辨证为肝郁、血热、血瘀、脾虚之月经病。肝为藏血之脏，主疏泄，肝失疏泄，木不疏土，脾失健运，肝脾不调，统藏无能，则可致月经不调。舌淡、脉弦细皆为肝郁血虚之象；肾阳不足，则可出现腰痛等临床表现。故叶人教授在治疗此类病时，以疏肝健脾，活血调经为治则，以逍遥散为基本方加减。

女子以肝为先天，肝气不舒可引起月经不调。叶人教授的治疗很值得我们学习。叶人教授常说："医生是一面镜子，当自己保持良好心态对患者时，患者是能感受到的，会卸下心理防备，对治病有益处。"叶人教授诊治患者过程中重视人文关怀，说话温柔，态度和蔼，讲解耐心。叶人教授工作中有个细节，切脉时会先温和地握一下患者的手，再切脉，并认真聆听患者叙述，仔细查阅患者带来的化验单、体检报告等资料。这些举动能拉近医患之间的距离，使沟通更顺畅，医生能更好地掌握患者病情，也能提高患者信任度和依从性，从而提高治疗效果。

（李建瓯）

 **第二节 妇人腹痛**

妇女不在行经、妊娠及产后期间发生小腹或少腹疼痛，甚则痛连腰骶者，称为"妇人腹痛"。主要机理为冲任虚衰，胞脉失养，"不荣则痛"；冲任阻滞，胞脉失畅，"不通则痛"。临床常见的有肾阳虚衰、血虚失荣、气滞血瘀、湿热蕴结及寒湿凝滞等类型。《妇人杂病脉证治》曰："妇人之病，因虚、冷、结气，为诸经水断绝，至有历年，血寒积结胞门，寒伤经络。"可见气滞、血瘀、寒凝、虚损等因素，是妇人杂病的重要病因。

盆腔淤血综合征又称卵巢静脉综合征，是引起妇科盆腔疼痛的重要原因之一。临床主要表现为范围广泛的慢性疼痛、极度的疲劳感和某些神经衰弱的症状。多见于生育期妇女，多由长期站立或久坐、习惯仰卧位睡眠、长期便秘、妊娠等多方面原因引起。可表现为下腹部疼痛、低位腰痛、痛经、性感不快、极度疲劳感、白带过多、月经改变、瘀血性乳房痛、外阴阴道肿胀伴坠痛；膀胱和尿道症状，直肠坠痛；自主神经系统的症状，如心情烦躁、头痛、心悸、胸闷气短、消化不良、全身酸痛不适等，影响妇女生活和工作。西医盆腔淤血综合征与中医妇人腹痛在病机、症状方面相似，在治疗上中西医结合诊治能取得更好疗效。

【妇人腹痛验案】

张某，女42岁，服装厂女工。2019年11月5日初诊。反复下腹痛5年，近半年下腹痛加重，晨轻暮重，因工种需久坐，久坐后觉乏力、腰酸，下腹坠痛感加重，劳累或同房后症状加重。最近1个月常需请假卧床休息。曾反复就医，诊为"盆腔炎"。服用盆炎净胶囊和抗生素，症状稍缓解。B超检查子宫附件未见明显异常。就诊时面色少华，虚胖，倦怠乏力，焦虑烦躁。自诉寐差，胃口欠佳，大便干结，怕冷，四肢凉，小便不畅快感，脉弦细，舌淡苔薄白。月经周期尚规则，末次月经2019年10月25日。月经量不多，色暗，有小血块，7天净。诊为"妇人腹痛"。证属肝郁脾虚，气血不和。治宜调肝脾和气血。拟当归芍药散合四逆散加减。

方药：当归10g，炒白芍30g，生白术30g，茯苓15g，川芎10g，泽泻15g，柴胡10g，枳实12g，炙甘草8g，酸枣仁15g，首乌藤15g，陈皮8g，香附10g，乌药10g，盐杜仲15g，续断15g。7剂。

二诊：2019年11月15日。

服中药后下腹痛症状减轻，坠胀感不明显，睡眠有好转，大便日行1次。脉弦细，舌淡苔薄，原方去乌药，再服10剂。

三诊：2019年11月27日。

诉乏力、下腹痛明显缓解，最近能正常上班，同房后未觉明显不适，睡眠可，胃纳可。近日咽部有不适感。原方去酸枣仁、续断、香附，加桔梗10g、枇杷叶15g。10剂。

后随访，腹痛未再现，眠安，胃纳可，日常工作能胜任，劳累太过后下腹偶不适，稍作休息可缓解。

按语： 当归芍药散出自《金匮要略》，是仲景为"妇人腹痛"而设，妇人妊娠或经期，肝脾两虚，腹中拘急，绵绵作痛，头晕心悸，或下肢浮肿，小便不利，舌质淡，苔白腻。叶人教授认为妇人腹痛先辨其疼痛的部位、性质、程度及发作时间，结合全身症状、月经和带下的情况，以审其寒、热、虚、实。多因"不荣则痛"为主要病因，治当以调肝脾和气血。本方当归、川芎辛温，为血中气药，调气血，散寒凝；芍药柔润而养血，白术、茯苓健脾而益气。当归芍药散有补虚损、调气血、散凝滞等多重功用，顺肝木曲直之性，固脾土温升之能，故而能除腹中诸般疾痛。本方为肝脾两调、气血同治的经典方剂。

四逆散源于《伤寒论·辨少阴病脉证并治》篇，原文为"少阴病，四逆，其人或咳，或悸，或小便不利，或腹中痛，或泄利下重者，四逆散主之"。四逆散由柴胡、白芍、枳壳、炙甘草组成，被誉为疏肝祖方。

两方合用，能调和肝脾，疏肝养血健脾，缓急止痛，药证相符，药到病除。

（李建瓯）

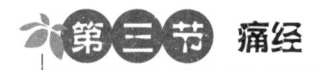 痛经

痛经是指在经期或行经前后，出现周期性小腹疼痛，或痛

引腰骶，甚至剧痛晕厥的病证，亦称"经行腹痛"。本病的发生与冲任、胞宫的周期性生理变化密切相关。主要病机在于邪气内伏或精血素亏，更值经期前后冲任二脉气血的生理变化急骤，导致胞宫的气血运行不畅，"不通则痛"，或胞宫失于濡养，"不荣则痛"，故使痛经发作。临床常见有肾气亏损、气血虚弱、气滞血瘀、寒凝血瘀和湿热蕴结等证型。《妇人大全良方》指出："夫妇人月经来腹痛者，由劳伤气血，致令体虚，风冷之气客于胞络，损于冲任之脉。"冲任虚寒，又有瘀血内留，故经期后延，量少、色暗，夹有瘀块。

【痛经病案】

陈某，女，45 岁，教师。2018 年 8 月 15 日初诊。

患者 3 年前因人工流产后，经后下腹痛伴腰骶痛 3 年，曾因经后反复下腹痛伴腰骶痛诊断为"卵巢巧克力囊肿""子宫腺肌病"。并于 3 个月前行卵巢囊肿剔除术。术后疼痛未明显缓解，中西医反复诊治效果不明显，慕名来叶人教授门诊就诊。初潮 15 岁，2-0-2-1，月经周期规则 28 ～ 32 天一行，经期 5 ～ 7 天，下腹坠胀痛。末次月经 2018 年 7 月 23 日，量中，伴紫色血块，经行第 1 ～ 2 天下腹疼痛，7 天净。月经干净后腰痛伴下腹痛明显，疼痛持续约 1 周，需服用止痛药，影响正常工作、生活。刻下症：面色稍苍白，语声轻柔，素体虚弱，怕冷，手足凉，胃纳一般，舌质偏暗，苔薄白，脉细弱，眠浅多梦，白带清稀。诊为"经行腹痛"，西医诊断为"痛经""子宫腺肌病"。患者因人工流产术后损伤肾气，阳气不足，证属气血虚弱、寒凝血瘀，寒客血脉，则气血凝滞，产生血块，阴盛则阳病，出现手脚冰凉，胞宫寒冷，溢泄不畅而致疼痛。治宜温经散寒，活血化瘀散结。拟温经汤合消瘤汤。

方药：吴茱萸 5g，当归 10g，芍药 15g，川芎 10g，党参 15g，桂枝 9g，阿胶 6g，牡丹皮 10g，生姜 10g，炙甘草 6g，半夏 10g，麦冬 12g，延胡索 12g，大黄 6g，水蛭 6g，桃仁 10g，浙贝母 15g。7 剂。

二诊：2018 年 8 月 26 日。

月经 2018 年 8 月 22 日来潮，量中，血块有减少，来月经第 5 天，下腹痛稍缓解，经前方治疗，四末凉减，眠浅梦多，脉沉细。气血不足，不养心神。故治宜益气养血健脾，温肾暖胞，方选归脾汤合补肾汤。

方药：黄芪 30g，党参 15g，炒白术 15g，茯神 15g，炙甘草 8g，当归 10g，酸枣仁 15g，木香 10g，远志 10g，龙眼肉 15g，炒杜仲 15g，续断 15g，仙鹤草 30g。7 剂。

三诊：2018 年 9 月 3 日。

服药后，诉经后下腹痛伴腰骶痛缓解，未服用止痛药，眠浅梦多有改善，余症状均有缓解，效不更方，原方继续服用 7 剂。嘱经前约 1 周就诊。

四诊：2018 年 9 月 14 日。

手脚凉、睡眠均有改善，精神状态明显好转，经前继续给予温经散寒、活血化瘀散结药。拟温经汤合消瘰汤加减。7 剂。

方药：吴茱萸 5g，当归 10g，芍药 15g，川芎 10g，党参 15g，桂枝 9g，阿胶 6g（烊化），牡丹皮 10g，生姜 10g，炙甘草 6g，半夏 10g，麦冬 12g，延胡索 12g，大黄 6g，水蛭 6g，桃仁 10g，浙贝母 15g。7 剂。

五诊：2018 年 9 月 27 日。

2018 年 9 月 23 日月经来潮，经行腹痛腰痛不明显，经量适中，色暗红，血块不多，工作忙碌后仍觉乏力、睡眠欠安。今经行第 5 天，继续治宜益气养血健脾，温肾暖胞，方选归脾汤合自拟补肾汤。

方药：黄芪 30g，党参 15g，炒白术 15g，茯神 15g，炙甘草 8g，当归 10g，酸枣仁 15g，木香 10g，龙眼肉 15g，远志 10g，炒杜仲 15g，续断 15g，仙鹤草 30。7 剂。

经前、经后中药再服用 1 个月经周期。因带毕业班，工作劳累繁忙，偶有来门诊要求中药调理身体，均未提起经后下腹痛。

按语：《金匮要略》温经汤能温经散寒，养血祛瘀，扶正祛邪。主治妇人少腹寒，久不受孕或月经不调。妇科调经之"祖方"。消瘤丸活血化瘀、通络散结的作用。大黄、水蛭、桃仁、桂枝、浙贝母，有很好的活血化瘀、通络散结的作用，可有效缓解因为瘀血阻滞引起的卵巢囊肿、子宫肌瘤等病症。

痛经病位在冲任、胞宫，变化在气血，表现为痛证。叶人教授临床诊治时善于结合月经情况、素体情况，辨证用方。

患者职业为毕业班老师，思虑过度，劳伤心脾，气血亏虚。经后血海空虚，要以补气养血，滋补肝肾为本。故予"归脾汤"。方中以参、芪、术、草甘温之品补脾益气以生血，使气旺而血生；当归、龙眼肉甘温补血养心；茯神、酸枣仁、远志宁心安神；木香辛香而散，理气醒脾，与大量益气健脾药配伍，复中焦运化之功，又能防大量益气补血药滋腻碍胃，使补而不滞，滋而不腻。杜仲、续断有补肾、固肾、强腰、壮筋骨的功效，标本兼治。患者后续复诊均未再有经后下腹痛伴腰骶痛。

（李建瓯）

第四节 绝经前后诸证

西医学的更年期综合征，由自然绝经、双侧卵巢切除或放射治疗后双侧卵巢功能衰竭，引起系列绝经症状。更年期是妇女一生中的一个重要生理阶段，它是指卵巢功能逐渐衰退，月经稀少或月经完全停止前后的一段时间。多数妇女都能适应这种生理变化，但部分妇女会出现一些与绝经有关的证候，如心悸失眠、阵发性的面颈潮红、潮热汗出、五心烦热、头晕耳鸣、烦躁易怒、情绪易于激动、月经紊乱等。中医属"绝经前后诸证"。

绝经前后诸证是指妇女在绝经期前后，围绕月经紊乱或绝经而出现如烘热汗出、烦躁易怒、潮热面红、眩晕耳鸣、心悸失眠、腰背酸楚、面浮肢肿、皮肤蚁行样感、情志不宁等症状的病证。本病证主要由肝肾之虚引起，肝肾阴阳失去平衡，脏腑气血不相协调所致。《素问·上古天真论》曰："女子七岁，肾气盛，齿更发长。二七而天癸至，任脉通，太冲脉盛，月事以时下，故有子……七七任脉虚，太冲脉衰少，天癸竭，地道不通，故形坏而无子也。"明确指出了肾与妇女的月经、生殖、衰老密切相关。肾为先天之本，主藏精气，是人体生长、发育、生殖的根本。妇女至绝经期，肾气渐衰，冲任功能减退，太冲脉衰少，天癸竭，而发生月经失调、断绝的自然生理变化。因此，传统治法大多从肾论治。临床常见肾阴虚、肝肾阴虚、肾阳虚或肾阴阳俱虚等证。

女子性属阴，以血为主，"以肝为先天"。肝为藏血之脏，生理上联系冲任二脉、前阴、乳房、月经、胎孕。主疏泄，调畅情志，性喜条达而恶抑郁，对于妇女月经胎孕的调节起重要作用。《丹溪心法·六郁》指出："人身之病，多生于郁。"故更年期妇女的临床表现与肝息息相关，可见在治疗上不能忽视从肝论治。肝与肾之间存在着密切的关系。而肝又为体阴用阳之脏，体柔性刚，阳气易亢，不仅需有本脏之阴的制约，还有赖肾阴的涵养。一旦肾阴不足，不能育肝，或肝阴虚弱，不能制约肝阳，则极易导致肝阳上亢，甚则化风，出现眩晕耳鸣、心烦易怒，烘热汗出等症。另外，肝肾为冲任之本，妇女更年期，冲任失调，月经紊乱，与肝、肾直接相关，因此治疗上宜从肝、肾着手。肝亢为标，肾虚为本。

【围绝经期综合征病案 1】

陈某，女，50 岁。2021 年 4 月 14 日初诊。月经周期紊乱半年伴失眠，潮热盗汗，服中成药更年安、谷维素片后症状稍缓解。睡眠浅，难入睡，夜间睡眠 2～3 小时，胸闷，烦躁易怒，腰酸背痛，脚后跟疼痛，记忆力减退，口燥咽干，胃纳可，大便偏干，夜间起夜 2～3 次，苔薄微黄，舌质稍紫，脉弦细。激素六项：促卵泡激素 35IU/L，黄体生成素 22IU/L，雌激素 75pmol/L，接近卵巢功能衰竭水平。西医诊断：围绝经期综合征。中医诊断：绝经前后诸证。

辨证立法：证属肝郁瘀阻，肾气不足。此为肾气渐衰，冲任亏虚、精血不足、肝失所养，而形成阴阳俱虚证。故见夜寐不安、烦躁易怒、潮热、月经不调、心悸头晕、肢节疼痛、便秘及情绪不安等症。治宜疏肝解郁，益肾安神。拟柴胡加龙骨牡蛎汤。

方药：柴胡 10g，黄芩 10g，党参 15g，生牡蛎 30g（先煎），龙骨 30g（先煎），茯苓 15g，桂枝 9g，大黄 8g，远志 10g，郁金 10g，石菖蒲 12g，丹参 30g，甘松 6g，浮小麦 30，炒杜仲 15g，续断 15g，大枣 15g。7 剂。

二诊：2021 年 4 月 22 日。

睡眠好转，一夜可睡 5～6 小时，眠仍浅，心情烦躁易怒有好转，潮热盗汗、腰酸背痛、脚跟痛、尿频稍有好转。胃纳可，大便结缓解，苔薄，脉细微弦。药证相符，上方加合欢皮 15g，10 剂。

三诊：2021 年 5 月 4 日。

睡眠正常，夜间有深睡眠，潮热盗汗、腰酸背痛、尿频、脚后跟疼痛均有好转，胃纳可，大便日行一次，苔薄白，脉微弦。再以上方巩固 10 剂。

按语：柴胡加龙骨牡蛎汤出自仲景原条文："伤寒八九日，下之，胸满烦惊，小便不利，谵语，一身尽重，不可转侧者，柴胡加龙骨牡蛎汤主之。"叶人教授熟读《伤寒论》，灵活运用六经辨证，善于选用经方治疗，辨证精准。患者口燥咽干、胸闷、脉弦细，为少阳病小柴胡汤证。烦躁易怒、不寐，为热扰心神，予龙骨、牡蛎平肝潜阳、重镇安神。潮热盗汗、腰酸背痛，符合更年期阴阳失衡的表现。故予柴胡加龙骨牡蛎汤合甘麦大枣汤加减，有和解少阳、疏肝解郁、补虚安神之效。

围绝经期综合征，中医属"郁证""绝经前后诸证"范畴。此患者因更年期综合征引起失眠，辨证为肝亢肾虚型。正如《临证指南医案》指出："凡肝阳有余，必须介类以潜之，柔静以摄之，味取酸收，或佐咸降，务清其营络之热，则升者伏矣。"

【围绝经期综合征病案 2】

戴某，女，52 岁。2020 年 5 月 12 日初诊。患者绝经 1 年，潮热汗出，一天 7 ～ 8 次，夜间潮热汗出，醒后难入睡，情绪反复无常，常悲伤欲哭或烦躁易怒，心情烦躁后觉胃脘疼痛，睡眠欠佳。眼干涩，晨起眼屎多，口苦咽干，常有耳鸣，舌红少苔，脉细数。服用更年安症状稍有缓解。

西医诊断：围绝经期综合征。

中医诊断：绝经前后诸证。

辨证：肝肾阴虚，肝气郁滞。

治法：滋养肝肾，清热疏肝。

方药：滋水清肝饮合甘麦大枣汤加减。

熟地黄 15g，山萸肉 12g，山药 30g，茯神 15g，泽泻 10g，牡丹皮 10g，当归 10g，白芍 15g，柴胡 10g，合欢皮 30g，酸枣仁 15g，麦冬 15g，五味子 8g，炙甘草 10g，浮小麦

30g，大枣 5 枚。7 剂。

嘱患者放松心情，保持乐观态度，正确认识更年期是女性人生的另一阶段，以平和的心态对待机体的变化，注重自己健康，加强身体锻炼，在饮食上控制热量摄入，合理摄入蛋白质、维生素和微量元素，保持健康体重，沐浴阳光，多与家人沟通，保持家庭和睦。

二诊（2020 年 5 月 20 日）：潮热汗出次数减少，余症状均有减轻，效不更方。继服 7 剂。

三诊（2020 年 5 月 30 日）：潮热汗出症状明显缓解，烦躁易怒有缓解，夜间偶有潮热，醒后能继续入睡，梦多像看了连续剧，上方去麦冬、五味子，加首乌藤 30g，牡蛎 30g，龙骨 30g。10 剂。

药后偶尔出现头部面颊烘热汗出，未诉其他不适，巩固月余至不适症状消失。后又来门诊就诊，均不是以潮热汗出、心情烦躁等更年期症状就诊。

按语：《素问·上古天真论》曰："七七，任脉虚，太冲脉衰少，天癸竭，地道不通，故形坏而无子也。"《灵枢·五音五味》云："妇人之生，有余于气，不足于血，以其数脱也。"叶人教授教导，女子年逾七七之年，天癸渐竭，肾气渐衰，精血不足，因水不涵木可致肝气郁结，而出现烘热汗出及烦躁失眠等症状。肾主藏精，肝主藏血。本病从肝、肾论治，方中含六味地黄汤滋养肾阴，丹栀逍遥散疏肝清热养血，甘麦大枣汤养心安神，治疗妇人脏躁喜悲伤，精神恍惚常欲哭。佐以合欢皮、夜交藤、酸枣仁养心安神。现代研究表明，绝经前后诸证主要由于卵巢功能衰退导致体内雌激素水平下降。西医学研究证明，滋水清肝饮中六味地黄汤具有雌激素样作用，能缓解绝经前后雌激素水平波动引起的系列症状。

（李建瓯）

第五节 带下病

阴道炎是妇科常见疾病，可由各种病原体感染引起，也与外部刺激、激素水平等有关。主要表现为阴道分泌物异常、阴道瘙痒或灼热感。此疾病存在反复发作现象，若不及时诊治，严重影响女性生育、生活和健康。

带下过多是带下病的一种，以带下量明显增多，色、质、气味异常为主要症状，并伴全身或局部症状者，称为"带下过多"。病机主要是湿邪阻滞任脉、带脉，以致带脉失约，任脉不固。湿邪有内外之别，外湿指外感之湿邪；内湿一般指脾虚失运，肾虚失固所致。《傅青主女科》云："夫带下俱是湿证，而以带下名者，因带脉不能约束，而有此病，故以名之。"治宜大补脾胃之气，稍佐以疏肝之品，使风木不闭塞于地中，则地气自升腾于天上，脾气健而湿气消，自无白带。

带下过多日久，阴液耗损，可致虚实错杂，或虚者更虚，故宜及早防治。症状如下：①脾阳虚证：带下量多色白或色黄，质地较清稀。②肾阳虚证：带下量多、色白清稀且有冷感。③阴虚夹湿证：带下量较少、异味、呈红色或黄色。④湿热下注证：带下量多，颜色较黄、有异味、豆腐渣状。⑤湿毒蕴结证：带下量多，色黄且发绿，脓状或泡沫状。带下病相当于西医学的阴道炎。

【带下病病案】

陈某，女，52岁。2020年8月10日初诊。患者因反复白带多就诊。妇科系列检查未见异常，西医妇科给予替硝唑栓、保妇康栓、硝呋太尔等阴道栓剂外用，盆炎净胶囊、妇乐片等口服，未见明显效果。白带色清，无明显瘙痒和异味，诉年轻时白带就比常人多。舌淡，苔薄白，脉细沉，胃纳一般，大便偏软，日行1～2次，夜尿1～2次，劳累后腰酸乏力，易感冒。有慢性气管炎病史，爬楼梯或快走觉气喘，眠可。月经生育史：16岁初潮，月经周期30天一行，经期3～4天，停经一年半，孕3产2。

中医诊断为带下过多病，脾肾阳虚证。治以健脾运湿，温肾纳气。方选薯蓣丸合温肾丸加减。

方药：山药30g，茯苓15g，当归10g，柴胡6g，桔梗10g，党参15g，甘草6g，白芍15g，六神曲15g，苦杏仁10g，防风10g，白术15g，熟地黄15g，川芎10g，麦冬10g，桂枝9g，山萸肉10g，益智仁15g，干姜6g，大枣5枚。7剂。

二诊（2020年8月20日）：服中药后，白带稍减少，爬楼或快走喘气稍好转，舌淡，苔薄白，脉细沉。效不更方，原方10剂。

三诊（2020年9月2日）：白带减少，爬楼或快走喘气明显好转，大便成形，日行一次，夜尿较前减少，劳累后腰酸乏力缓解，胃纳可。后随访白带未再增多，慢性气管炎发作明显减少。

　　按语：薯蓣丸从脾胃入手，在补脾胃的基础上，兼补其他脏腑。《金匮要略·血痹虚劳病脉证并治》曰："虚劳诸不足，风气百疾，薯蓣丸主之。"方中重用山药，味甘性平，健脾胃，补虚损，兼擅补虚祛风之长，故为方中之主药；党参、白术、茯苓、甘草、干姜益气温阳；六神曲作为辅助药，寓消于补使补不碍胃，振奋生化之源；熟地黄、白芍、当归、川芎、麦冬滋阴养血；而桂枝、柴胡、防风等，用以升阳达表，祛除风气；杏仁、桔梗升降气机；大枣养胃生津。

　　肾气丸出自《金匮要略》，本方为肾阳不足之证而设。腰为肾之府，肾阳虚衰，经脉失于温养，则腰脊膝胫酸痛乏力，身半以下常有冷感。肾主纳气，肾气不足则纳气无权，活动后气喘。"善补阳者，必于阴中求阳，则阳得阴助，而生化无穷"，故熟地黄滋阴补肾生精，配伍山茱萸、山药、益智仁，补肝养脾固摄，阴生则阳长。叶人教授经常教导我们，"善治者，先调脾胃"。本案带下病，治以健脾胃，温肾阳，疗效明显，在妇女虚损疾病中应用较为妥当。

（李建瓯）

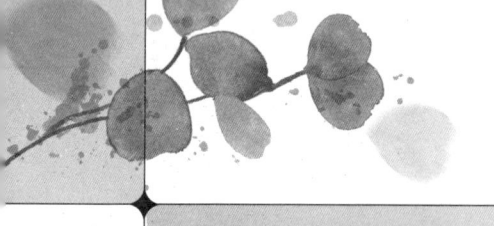

第三章

巧用药对

第一节 药对理论

药对又称对药，是临床中药配伍中相对固定的两味药物的搭配形式，其并非是任意两味药物的堆砌叠加，药对而是历代医家在反复临床实践的基础上总结出来的宝贵经验，药对是方剂应用的最简形式，方剂的最小元素为单味中药，其次为药对。通过合理的搭配，调其偏性，制其毒性，使不同药物组成一个新的有机整体，方能发挥特有的药理作用进而达到增强药效的目的。经过历代医家不断临床使用总结传承，效果稳定，临证明确，配伍精妙，出神入化。

古代文献及医家很早就开始重视药对的认识及运用。如《素问》中记载乌贼骨与茜草配伍，再加以雀卵、鲍鱼汁，治疗血枯经闭，即四乌贼骨一蘆茹丸。随着经验的积累，逐渐上升为理论认识，《神农本草经》云："药有单行者，有相须者，有相使者，有相畏者，有相恶者，有相反者，有相杀者。凡此七情，和合视之。当用相须相使者，勿用相恶相反者。"

近代，施今墨先生喜用药对，对糖尿病的研究认识颇为深入，认为阴虚燥热、脾气虚损是糖尿病的重要病机，在坚持辨证论治的前提下，结合对糖尿病的辨病认识，在治疗上喜用黄芪配山药，苍术配玄参两组药对，黄芪配山药，一阴一阳，健脾功著，苍术配玄参，一润一燥，互相制约，健脾滋阴力强。现代研究亦证实清热燥湿健脾方药在降糖的同时可改善胰岛素抵抗。施今墨先生精于研究和运用药对相关理论，其学术经验及药对运用心得详述于《施今墨对药》一书。

药对功效明确，中医工作者容易操作，使用方便。药味越多药性越复杂，药味越少越简单明了，在使用中易随手拈来、更容易记住。

（滕洪表）

第二节 临床巧用药对的经验

叶人教授临床运用药对，非常有特色，用方用药遵循处处必用药对，处处必用小方的原则，处处必手拉手地用，一组一组地用。用方药如用兵将，很多疑难杂症经叶人教授调治后，常常效如桴鼓。叶人教授对药对的运用，方药与病证合契，常常出奇制胜。本人受叶人教授的教导与启发，平时学习特别关注药对和小方，也给我带来无限兴趣与惊喜效果。有的药对是叶人教授数十年实践经验凝集而成，配伍精当、构思巧妙，各个药组之间配合应用有互补增效、巩固疗效的作用，达到了"一加一大于二"的效果。叶人教授擅用药对而不拘泥于药对，临床上加减应用视患者实际情况定夺，药物增减灵活，应用存乎一心。如叶人教授针对神经性耳鸣，运用柴芍汤加僵蚕与石菖蒲简单明了，易记易操作，效果显著，妙不可言。

叶人教授从药物的毒烈性、功效、用法、药量、主治病症、现代药理等方面对药对进行拆解分析，让后学者更容易理解，更易把握使用指征，方便临床运用。以下是本人总结的叶人教授的运用药对的经验。

1.乌贼骨配浙贝母

叶人教授认为此药对既可保胃制酸又可化痰散结。乌贼骨咸涩性温，制酸止痛，浙贝母苦寒，清热散结。二药合用为乌贝散，方出自《中国药典》。乌贝散能收散兼施，制酸和胃，化瘀止痛，对胃脘嘈杂、泛酸诸症，无论寒热虚实，皆有良效。临床辨证处方时，多与其他方药合用。叶人教授常用此药对，保胃制酸，化痰散结，对肠化生及肠胃腺体增生及全身结节多有一定效果。

2.川楝子配延胡索

此药对对成人气滞腹痛效果好。川楝子与延胡索配伍，名为川楝子散，出自《太平圣惠方》。川楝子苦寒，疏肝泄热，行气止痛；延胡索辛苦温，活血行气止痛，李时珍谓其"能行血中气滞，气中血滞，故专治一身上下诸痛"。二药一苦一辛，一寒一温，辛散温通，具有良好的行气止痛功效。慢性脾胃病常见胃脘痛、胁下痛胀，用之得当，其痛立止。对慢性腹泻、小腹疼痛、寒疝腹痛也可用之。

3.女贞子配墨旱莲

女贞子味甘、苦，性平，功能滋阴补肾，养肝明目，为清补之品。现代研究认为女贞子有调节免疫、降血脂、强心、利尿、抗衰老等作用。墨旱莲味甘、酸，性寒，功能滋补肝肾，凉血止血，能益下而荣上，强阴而乌须发。墨旱莲有提高免疫功能、护肝、增加冠状动脉流量等作用。可用于神经衰弱、血小板减少性紫癜、产后出血以及慢性病恢复期等。两者皆归肝、肾经，均有滋补肝肾，可增加冠脉血流量，增强心肌收缩力的作用，且有明显的降脂功效。二至丸出自《医方集解》，可补益肝肾，滋阴止血，用于肝肾阴虚、眩晕耳鸣、烦热失眠、咽干鼻燥、腰膝酸痛等症，为补益肝肾的良方，一直被历代医家所推崇，并被载入了《中国药典》。

叶人教授常运用此药对治疗更年期综合征引起的耳鸣，腰膝酸软，烦热失眠，手足心热，口干，盗汗，甚至合并头晕目眩等症，舌红苔少，脉细或细数，辨证为肝肾阴虚型者。二至丸亦用于胸痹心痛病证。叶人教授认为冠心病多见于中老年患者，年过半百，肝肾气血亏虚，治宜补肝肾以扶正，二药相须为用，滋补肝肾之力强。

4. 黄连配肉桂

黄连配肉桂，名为交泰丸，首见《四科简效方》，可用于治疗心火上炎、心肾不交的失眠。《韩氏医通》有其药，但无方名。原方黄连五钱，肉桂五分，黄连苦寒，清热燥湿，肉桂辛热，散寒止痛，苦寒降火，辛热升浮，一寒一热，一升一降，阴阳相济，交通心肾，互相制约，引火归原。陈士铎《本草新编》说："凡人日夜之间，必心肾两交，而后水火始得既济；水火两分，而心肾不交矣。心不交于肾，则日不能寐，肾不交于心，则夜不能寐矣。黄连与肉桂同用，则心肾交于顷刻，又何梦之不安乎。"

5. 黄连配木香

香连丸是治下痢的古代名方，为现今临床常用的中成药。香连丸是源于《太平惠民和剂局方》之大香连丸。2022版《中国药典》所载的香连丸为黄连（吴茱萸制）与木香4∶1，醋糊为丸。功能与主治为清热燥湿，行气止痛，用于湿热痢疾，里急后重，腹痛泄泻，菌痢，肠炎。

黄连性味苦，寒，归心、脾、胃、肝、胆、大肠经。具有清热燥湿、泻火解毒之功效，为治疗湿热痢疾、湿热呕吐的首选药。

木香性味辛、苦，温，归脾、胃、大肠、胆、三焦经。具有行气止痛、健脾消食之功效。木香调中而统理三焦诸气，尤善通行肠胃气滞，为行气止痛常用药，凡肠胃气滞之证皆可应用。

二药配伍，辛开苦降，调畅气机，即金代医家刘河间所云"行血则便脓自愈，调气则后重自除"之意，且黄连得木香行而不滞，木香得黄连温而不燥，寒热并用，相反相成共奏清热燥湿、行气止痛之效。现代药理研究表明香连丸具有抗胃溃疡、抗腹泻、抗溃疡性结肠炎和抗菌等多方面的药理作用。

叶人教授常用香连丸治疗结肠炎，辨证为肠道湿热，表现为大便溏稀不爽、小腹疼痛这一类的病证，再配吴茱萸效果显著。

6. 怀牛膝配白茅根

叶人教授喜用怀牛膝配白茅根治疗血热出血、痤疮及肾源性水肿。

牛膝在中药学中属于活血调经药，其药味苦、甘、酸，性平，主入肝、肾经。具有逐瘀通经、补肝肾、强筋骨、利尿通淋、引血下行的功效，临床可用于瘀血阻滞之经闭、跌仆伤痛、腰膝酸痛、淋证、水肿、吐血、牙痛、口疮、头痛等症。现代药理学研究证实牛膝含有齐墩果酸、葡萄糖醛酸、甾酮类、牛膝多糖等成分，具有兴奋子宫平滑肌、改善神经功能、保肝、强心、增强免疫力、提升白细胞的作用，且能提高记忆力。

白茅根，寒凉而味甘，有凉血，生津之效，能清血分之热，凉血而不积瘀，能止渴生津，清泻肺胃之火，能通利小便。可用于咳血、吐血、衄血，又可清热通淋，治尿路炎症，以及齿龈肿痛、咽痛、口舌生疮等。

两药配伍可以清热凉血通淋，能缓解肾小球血管痉挛，增加肾血流量及肾滤过率，而产生利尿效果；同时改善肾缺血，使肾素产生减少，使血压恢复正常。故对急性肾炎疗效良好，慢性肾炎疗效较差。

7. 百合配生地黄

百合其性味甘寒，归心、肺经。具有养阴润肺止咳、清心安神的功效，临床用于治疗燥热咳嗽、劳嗽久咳、痰中带血、虚烦惊悸、失眠多梦、精神恍惚。现代药理研究发现百合多糖可抑制人肝癌细胞的体外增殖，有降血糖、抗疲劳、镇静作用。

生地黄性味甘寒，《神农本草经》云："干地黄主折跌绝筋；伤中，逐血痹，填骨髓，长肌肉，作汤除寒热积聚，除痹；生者尤良。"生地黄具有清热生津、滋阴、养血的功效，可治疗心悸、复发性口疮等。现代药理研究发现生地黄具有降血糖、降血压、减慢心率、止血、抗肿瘤的作用。

两药配伍，甘润养阴而不滋腻，有养阴清心、润肺安神之效。叶人教授常用于治疗更年期综合征、甲状腺功能亢进、病毒性心肌炎、神经衰弱、神经官能症等。叶人教授认为人处在更年期阶段，肾阴亏虚，阴虚内热，用该药对能明显缓解潮热、心烦、不寐、便秘等症。

8. 佛手配生麦芽

麦芽味甘、平，归脾、胃经。可用于食积不消，脘腹胀痛，脾虚食少，乳汁郁积，乳房胀痛，妇女断乳。常与香橼、佛手等配伍，增其疏肝和胃之效。

佛手辛、苦、酸，性温，入肝、胃、脾、肺经。具有疏肝理气、和胃止痛、燥湿化痰之功效。适用于肝郁气滞、肝胃不和之胸胁胀痛，胃脘痞满或疼痛，食少呕吐，嗳膈，咳喘痰多。《本草再新》谓其"治气舒肝，和胃化痰，破积，治嗳膈反胃，消癥瘕瘰疬"。

现代研究发现佛手能抑制胃癌、肝癌、乳腺癌细胞及黑色素瘤细胞的体外增殖。佛手柑内酯有抑制肺癌细胞的转录，还具有抗炎、抗氧化、镇静催眠和抗癫痫的作用，还可扩张冠状动脉，其含的多糖可以降低总胆固醇和甘油三酯含量。

现代药理学研究认为生麦芽含有麦角胺类化合物，能够抑制催乳素的分泌，从而用于回乳，炒后可破坏麦角胺类化合物，回乳作用减弱。临床上有因服用脉安冲剂（生麦芽、生山楂组成）致哺乳期妇女断乳之说，可见单味生麦芽有回乳作用。叶人教授的使用经验是麦芽的回乳与催乳的作用，不在于炒用与生用，而在于量的差异。即小剂量消食化滞，疏肝解郁而催乳，大剂量消散之力强，耗散气血而回乳。大剂量一般用至 120mg。

中医上有句行话叫"中医不传之秘在于量"。不同的医生开同样的中药，而疗效不同，除"因人、因时、因地"不同之外，究其原因，关键在于量的大小。如升麻少用（6g 以下）有升阳举陷之功；多用（10g 以上）有清热解毒之效。红花量小和气养血，量大则活血化瘀。苏木量小和血，量大破血。可见中药用量不同，功效有差异。叶人教授用此药对治疗中焦气滞引起的胃痛、恶心、消化不良等，常常得心应手。

9. 白术配泽泻

白术味苦、甘，性温，归脾、胃经。有健脾益气、燥湿利水、止汗、安胎之效。用于治疗脾虚食少，腹胀泄泻，痰饮眩悸，水肿，自汗，胎动不安。

泽泻性味为甘淡寒，具有利水渗湿、泄浊的功效。主要治疗水肿、小便不利、泄泻、停饮等疾病。

泽泻泄水气，白术补土气，方仅两味药，其中泽泻用量五两，白术为二两。叶人教授分享了运用泽泻的经验，明确指出奥秘在于剂量，必须大剂量，否则乏效。临床常配伍川芎、茯苓、白术治疗水饮眩晕。泽泻与半夏白术天麻汤合用可治疗老年人神经性与血管性的头晕、头痛，效果显著。

10. 牡丹皮配桑叶

牡丹皮性凉、微寒，味辛、苦，归心、肝、肾、肺经。具有清热、凉血、活血、化瘀功效，可用于治疗阴虚火旺所致骨蒸潮热，瘀热互结所致肠痈、子宫肌瘤等。

桑叶性寒，味甘、苦，归肺、肝经。有疏散风热、清肺润燥、平抑肝阳、清肝明目之效，且有较强的抗炎作用，能降压、降糖、降脂。

现代药理表明桑叶具有类似人参的补益与抗衰老，稳定神经系统功能的作用，能缓解生理变化引起的情绪激动，阻止体内有害物质的产生，减少或消除已经产生并积滞于体内的脂褐质。桑叶能调节机体对应激刺激的反应能力，增强机体耐受能力和延缓衰老作用。另外桑叶含丰富的纤维素，因此具有导泻通便，保护肠黏膜和减肥的作用，有抑制血清脂质增加和抑制动脉粥样硬化形成的作用。

现代药理表明牡丹皮所含牡丹酚类化学成分具有较强的抑菌、抗肿瘤、抗心律失常、降糖、激活机体免疫系统及保护心血管等多种作用。叶人教授常常用此药对治疗风热上炎的咽喉痒痛，效果非常显著。

11. 鹿茸配甘松

鹿茸是东北三宝之一，乃鹿之精华，性温，味甘、咸，归肾、肝经，有延年益寿、补血养颜、强身健体的作用，最适宜体弱、畏寒的男女服用。鹿茸可增强免疫力，可以提高机体细胞免疫和体液免疫的功能，对于身体虚弱，久病患者有很好的保健作用；可调节血压，实验研究证实大量的鹿茸精可以使心率减慢、心缩幅度变小，同时使外周血管扩张和降低血压。

甘松性温，味辛、甘，归脾、胃经，具有行气止痛、开郁醒脾的功效。现代药理研究发现甘松有镇静、降血压、抗癫痫、抗心律不齐的功效。临床上甘松可用于治疗中焦寒凝气滞导致的脘腹胀痛，脾胃不和导致的纳呆腹胀，倦怠气短的症状；治疗高脂血症、妊娠浮肿以及频发性室性早搏等症状。叶人教授用鹿茸、甘松的药对主要治疗脾阳虚、心气不足的病证。

12. 白芍配甘草

二药相伍有酸甘化阴之妙，缓急止痛之效。广泛用于治疗肠痉挛、急慢性肠炎、面神经炎及腓肠肌痉挛等病症，有较好的疗效。肝体阴而用阳，在体合筋。肝血不足，血不养筋，不荣则通，故可引起经脉拘急、肌肉痉挛。叶人教授常用芍药甘草汤治疗关节粘连症；治疗头痛常配僵蚕、石菖蒲；治疗三叉神经痛常配细辛、蜈蚣，全蝎等；治疗肌肉痉挛、抽痉常配木瓜。

13. 柴胡配细辛

柴胡性味苦，微寒，能和解表里，疏肝解郁，升举阳气。细辛性味辛温，归心、肺、肾经，能祛风散寒，通窍止痛。两药相伍升清降浊，能治疗内伤头痛、鼻渊、悬饮内停、痰饮咳嗽等病证。叶人教授认为柴胡能升能降，因而得一和字，能调畅气机，只要善于使用，不论病位在上、中、下都适用，可谓是治疗内伤的一味有效良药。柴胡细辛汤是叶人教授治疗内伤头痛的常用有效方剂。

14. 炒栀子配淡豆豉

二药相须为用，善泄心肺之邪热，使其热从小便而出，又善解三焦之郁火而清热除烦，栀子炒后入药，既能走血分，以清血分之热，又能出于气分，可谓气血两清。淡豆豉侧重一个解字，宣透表邪，一清一解，清解合法。叶人教授常将此药对用于治疗妇女更年期，心中烦热，尤其用于治疗外感胸闷烦热，而心下有郁烦不适者，应手取效。

15. 枳壳配桔梗

桔梗宣通肺气，祛痰排脓，清利咽喉，以升提上行之力为最，故前人谓其为载药上行。枳壳苦温，理气消胀宽胸。两药相合，行气消胀之效增强。桔梗、枳壳配伍载于《赤水玄珠》，如活人桔梗枳壳汤，治疗伤寒痞气，胸满欲绝。书中用桔梗、枳壳各90g。叶人教授用此药对治疗脘腹胀满、老年便秘、咽痛及梅核气均有良效。

16. 苍术配白术

苍术性温，味苦、辛，入脾胃经，苦温燥湿，既能发汗解表散寒，又能芳香化浊，燥湿健脾。

白术性温，味甘、苦，入脾胃经，甘温补中，有健脾燥湿、益气止汗的作用。两药运用，颇有法度，《本草崇原》云，凡欲补脾则用白术，凡欲运脾则用苍术，欲补运相兼，则相兼而用。如补多运少，则白术多而苍术少，运多补少则苍术多而白术少。叶人教授常用该药对治疗水肿、慢性咽炎、慢性鼻炎及肠功能紊乱。苍术、白术配伍最早出自《张氏医通》，用于治疗脾胃虚弱，纳运失职，脘腹胀满，恶心呕吐或下肢微肿者。

17. 滑石配甘草

滑石入膀胱、胃经，能清暑泄热，利水通淋，收湿敛疮。甘草能泻火解毒，祛痰止咳，益气补中，缓急止痛，调和药性。两药相伍名六一散，又名天水散，顾名思义，治疗暑热，心烦口渴，小便不利诸症。故能利水通淋，治一切砂石诸淋。滑石配甘草是夏季常用药，叶人教授常用于治疗暑热上吐、下泻及尿路感染诸症，效果佳。

18. 藿香配佩兰

藿香为解暑之上品，开胃醒脾，和中止呕。佩兰解暑化湿和中。两药配伍出自《时病论》，能芳香化浊治疗五月霉湿，并能治疗秽浊之气。叶人教授常用于治疗湿浊困脾、脘腹胀满、恶心呕吐等症，尤其对夏天舌苔白腻及口有气味者效果显著。

19. 三棱配莪术

三棱属于破血消癥药，其药性辛、苦、平，归于肝、脾经，具有破血行气、消积止痛的功效。此药在临床上可以用来治疗癥瘕痞块，瘀血经闭，痛经，胸痹心痛，还可以用来治疗食积气滞导致的脘腹胀痛等疾病。莪术可治疗瘀血引起的闭经，能够破除血块，散瘀，行气止痛，疏通月经。

莪术性辛、苦，温，归于肝、脾两经。莪术具有行气破血、祛瘀、消积止痛的功效。在临床上，莪术主要用于瘀血阻滞所致的癥瘕积聚证；也可以用于瘀血阻滞所致的经闭、胸腹胁部刺痛等病证；还可以用于食积所致的脘腹胀痛。

三棱、莪术配伍出自《经验良方》，治疗血滞经闭腹痛等症。张锡纯谓："三棱、莪术，谓治陡然腹胁疼痛，由于气血凝滞者，可单用三棱、莪术，不必以补药佐之；若治瘀血积久过坚者，原非数剂所能愈，必以补药佐之，方能久服无弊。"叶人教授常用该组药物治疗妇科瘀血闭经、腹痛、卵巢囊肿等病证。

20. 茺蔚子配夏枯草

茺蔚子甘辛性凉，入心包、肝经，能活血调经，疏风清热，主治月经不调、痛经、闭经、瘀滞腹痛、肝热头痛、头晕、目赤肿痛、目生翳障。夏枯草辛、苦、寒，归肝、胆经，有清肝泻火、明目、散结消肿之效。可治瘰疬、瘿瘤、乳痈、乳癌、羞明流泪、头目眩晕等。两药相伍治疗高血压，症见头痛，眩晕，耳鸣或失眠。

21. 龟甲配鳖甲

龟甲属于补阴药物的一种，性味为咸、甘，平，具有滋阴潜阳、益肾固经等功效。主要治疗阴虚火旺、月经不调、崩漏、带下、痿证等疾病。

鳖甲具有滋阴潜阳、软坚散结的功效，主要用于治疗肾阴不足、阴虚火旺、热病伤阴、阴虚风动等证，还可以治疗疟母、痞块、胸胁作痛、癥瘕积聚、月经不通等疾病。两药相伍，相须为用，阴阳相合，滋阴清热、育阴息风、平肝潜阳之力彰。叶人教授常佐以龙骨治疗阴阳不交之不寐。

22. 仙鹤草配淫羊藿

仙鹤草主要具有收敛止血、补虚止泻的功效。仙鹤草可以用于改善劳力过度而导致的神疲乏力、面色萎黄无光泽、头晕目眩等症状；改善湿热内蕴而导致的赤白痢疾，或久泻久痢不止等；还可用于改善血热或外伤等原因引起的各种出血症，如吐血、咳血、尿血等。

淫羊藿，性温，味甘，归肾、肝经。有补肾壮阳、祛风除湿的作用。可以治疗肾阳虚衰、阳痿尿频、腰膝无力等。叶人教授常用此药对治疗脾虚、肾阳不足之溏泄，效果佳。

23. 石韦配萆薢

石韦味苦、甘，性微寒，有利水通淋、凉血止血、清肺止咳的功效。石韦可治疗尿路炎症，是清热利尿的常用药，常与车前子、滑石、瞿麦等同用，如石韦散；可治疗前列腺炎、精囊炎、泌尿系统结石等引起的尿血辨证属湿热者，常配伍白茅根、蒲黄、小蓟、土茯苓等同用，清热利尿，凉血止血；还可治疗咳嗽、气喘属于肺热者，可与黄芩、鱼腥草、桑叶、杏仁等同用。药性寒凉，脾胃虚寒、大便稀溏者慎用。

萆薢功效利湿浊，祛风湿，主治风湿顽痹，腰膝疼痛，小便不利，淋浊，遗精，湿热疮毒等。临床上常用于治疗淋证和尿浊证。萆薢善分清别浊，为治膏淋之药。萆薢可分利湿浊，治疗脾胃湿热下注膀胱所致尿浊证。若小便混浊白如甘浆而尿道无痛者，可以配伍石菖蒲、乌药、茯苓同用。两药配伍，是叶人教授治疗产后水肿及肾结石常用的经验药对。

24. 仙茅配淫羊藿

仙茅性味辛，性热，有毒。具有温肾壮阳、祛寒除湿、强筋骨的作用。归肝、肾、脾经。本品可以用于治疗阳痿精冷，小便不禁，心腹冷痛，腰腹冷痛。本品因具有辛热之性，容易伤阴，所以阴虚火旺的患者应忌服本品。淫羊藿又叫仙灵脾，性温、味甘，归肾经、肝经。有补肾壮阳、祛风除湿的作用。可以治疗肾阳虚衰、阳痿尿频、腰膝无力等，二药相伍的用法出自《中医方剂临床手册》，可治疗绝经期综合征、更年期高血压以及闭经，有显著的降压作用，还有促进排卵、提高黄体水平的作用。对功能性子宫出血患者，止血后，在辨证的基础上加仙茅、淫羊藿可促进卵巢功能的恢复，从而建立正常的月经周期。叶人教授常用二仙汤治疗妇女更年期综合征、疲劳综合征。现代药理研究表明两药均有增强免疫功能，抗衰老和耐缺氧等作用。

25. 苍术配玄参

苍术性温，味苦，功专健脾燥湿，祛风散寒。玄参甘、苦、咸，微寒，归肺、胃、肾经，有清热凉血、滋阴降火、解毒散结之效。用于热入营血，温毒发斑，热病伤阴，津伤便秘，骨蒸劳嗽，目赤，咽痛，白喉，瘰疬，痈肿疮毒。叶人教授在辨证的基础上以二药相伍，治疗糖尿病获得满意效果。

26. 香附配乌药

香附具有疏肝解郁、理气止痛等作用，在临床上治疗肝郁气滞导致的胸肋胀痛、胸肋胀满、乳房肿痛以及双侧疝气疼痛等症的效果非常好。香附对于脾虚气滞导致的脘腹痞满、胀痛也有治疗功效，对于气滞血瘀导致的女性月经不调也有一定的调理功效，能够有效地改善行经不畅、行经腹痛、行经量少、闭经等症状。

乌药性味辛温，归肺、脾、肾、膀胱经，有行气止痛、温肾散寒之效。现代研究表明乌药具有增加消化液分泌，促进消化的作用，可用于治疗小儿积食，还具有驱虫的作用。

香附、乌药二药相配出自《韩氏医通》青囊丸。《太平惠民和剂局方》加入甘草一味，名小乌沉汤，可治心腹刺痛及气逆便血不止。叶人教授常加沉香治疗小腹内积气、便秘、消胀止痛，开通下焦气机郁结。

27. 枳实配槟榔

枳实性味辛、酸、微寒，有破气消积、化痰散痞之效。槟榔性味辛、苦，性温，有消积导滞、行气利水之效。相须为用，加强消积导滞、行气散痞之效，适用于脾胃气机升降失常、气滞气逆的虚实夹杂证。古方枳实槟榔丸和今人所拟枳实槟榔散，虽药味多，但枳实、槟榔二味却是其主药。临证对于胃脘痞满，心下疼痛，脘腹胀痛，大便偏干者，皆有显效。此也符合胃"以通为用""以通为补"之理，和降胃肠气机，通畅大便。

28. 细辛配白芷

细辛、白芷均为辛温药，具有温经散寒、消肿止痛功效。二药相须为用，散寒止痛，用于治疗寒凝经脉引起的疼痛。常规用于治疗外感风寒头痛。叶人教授在治疗风湿痹痛和内脏疼痛时，常在辨证论治的基础上加用细辛、白芷，可收到较好的止痛效果。

29. 路路通配马鞭草

路路通祛风通络，利水除湿。马鞭草活血通经，利水消肿，清热解毒。二药均有活血利水功效，合用相得益彰，共奏化瘀通经利水之功。叶人教授用于治疗肝硬化腹水有较好疗效。肝硬化腹水中医属鼓胀范畴，水血交阻，用路路通配伍马鞭草切合病机，血水同治。除了治疗肝硬化腹水外，还可用于治疗闭经、乳痈肿毒、下痢等水血互结之症，均能取得佳效。

30. 金荞麦配鱼腥草

金荞麦清热解毒，化痰散结。鱼腥草清热解毒，消痈。二药均入肺经，合用则可增强清热解毒、清肺化痰、消痈散结之功。用于治疗各种肺炎、急慢性咳喘证辨证属痰热瘀毒内结证。

31. 人参配蛤蚧

人参性味甘，微苦，微温。具有大补元气、补脾益肺的功效。蛤蚧性味咸，平，有助肾阳、益精血、补肺纳肾平喘之效，主治肺脾肾气虚证。补益肺肾之药众多，但蛤蚧为血肉有情之品，具有较强的补助肾阳、纳气之功，且最长于补益肺肾之亏虚。现代药理研究表明蛤蚧具有抗炎平喘的作用。二药合用，补肺纳肾平喘之功甚强，叶人教授治疗咳喘辨证为肺脾肾俱虚证，必用人参、蛤蚧。

32. 细辛配石膏

细辛气味香窜，气清而不浊，辛散利窍，通络止痛之功较著；石膏辛甘大寒，归肺、胃经，甘寒生津，味辛能散，大寒能清热泻火，所以外解肌肤之热，内清肺胃之火，又可除烦止渴，为治气分实热、肺热咳喘、胃火炽盛之要药。二药伍用，细辛虽性温，但被石膏之寒凉所抑制，细辛之升浮又可引石膏上行而清头面之热。二药寒热相配，各取其用，清热泻火，通络止痛之功显著。主治风热上攻之头风、头痛、三叉神经痛，以及胃火上炎牙痛、牙龈肿痛。

33. 白前配前胡

白前能清肺止咳，降气化痰，善走里。前胡能宣散风热，降气消痰，善走表。外感风寒、风热或痰浊壅肺均可引起肺的清肃功能失调以致气逆，咳嗽多痰，胸闷气促等症。可予白前清肃肺气，降气化痰，用前胡宣散风热，下气化痰。白前重在降气，前胡偏于宣肺。两药伍用，一宣一降，肺之清肃功能恢复正常，故痰可去嗽可宁。

34. 紫菀配款冬花

紫菀苦降，甘润不燥，入肺经而善于疏利肺经气血，为润肺下气、化痰止咳之良药。凡咳嗽之证，无论外感内伤，病程长短，寒热虚实，皆可随证配伍应用。

款冬花性味辛、微苦，性温，功善润肺下气，止咳化痰，及有较弱的平喘作用，如《本经逢原》云："润肺消痰，治嗽定喘。"

紫菀和款冬花性味相同，功效相似，以降气药配伍宣肺平喘药，使气降则喘平。叶人教授认为款冬花长于止咳，化痰作用不明显，紫菀长于化痰，止咳作用则较小。两者为临床止咳化痰的常用药对，无论寒热皆可用。此药对加减配伍，可收良效，亦可用于治疗气逆咳嗽痰多及慢性支气管炎等症。

35. 龙骨配牡蛎

龙骨味甘，涩，性微寒，生用平肝潜阳，镇静安神。牡蛎味咸性微寒，具有平肝潜阳、软坚散结之效，生用以平肝镇静之功见长。生龙骨与生牡蛎功效相近，均有平抑肝阳、重镇安神作用，常相须为用，同治阴虚阳亢，惊惕狂躁，心烦失眠病证。

张锡纯曾有论述，龙骨入肝以安魂，牡蛎入肺以安魄，魂魄者心神之左辅右弼也。叶人教授临床治疗失眠病证，在柴桂温胆汤、柴胡龙骨牡蛎汤中经常使用该药对，疗效显著。

36. 枳实配白术

本组药对源自《金匮要略·水气病脉证并治》枳术汤。枳实辛行苦降，消积除痞，无论食积，还是湿热，导致气机不调者，皆可用之。《名医别录》称其"破结实，消胀满，心下急、痞痛、逆气、胁风痛，安胃气，止溏泄，明目"。白术甘温苦燥，《本草汇言》称其"散湿除痹，消食去痞之要药也。脾虚不健，术能补之，胃虚不纳，术能助之"。两药一以通泄胃浊，一以健运脾气，一降一升，一泻一补，相互为用，行气消痞，健脾利湿，以恢复脾胃气机升降功能。叶人教授运用该药对治疗脾虚气滞、食积水停诸症，用量视其具体情况而异。如脾胃虚弱，运化失司，白术用量宜大；身体壮实，舌苔厚腻，以痰湿食积为主者，枳实用量宜大。总之，临证用药圆机活法，权变施治。

37. 乌梅配五味子

乌梅性味酸、涩、平，功善敛肺涩肠，生津止咳，安蛔驱虫。适用于肺虚久咳，虚热烦渴，痢疾便血，久疟久泻，蛔厥腹痛。

五味子味酸、甘，性温，有收敛固涩、益气生津、补肾宁心之效。常用于久嗽虚喘、梦遗滑精、遗尿尿频、久泻不止、自汗盗汗、津伤口渴、内热消渴、心悸失眠等症。叶人教授临证常用该药对治疗自汗、盗汗、消渴诸症，对糖尿病尿糖阳性者，常配伍山茱萸、牡蛎、人参、黄芪补脾益肺，益气升阳，降糖之力倍增。

38. 蜈蚣配全蝎

全蝎性味辛平，有毒，功善息风止痉，通络止痛，解毒散结，善于走窜，搜剔入络，乃治风之要药。蜈蚣性味辛温，有毒，走窜之力强而迅速，内到脏腑外到经络。凡气血凝结之处皆能开之，两药合用，意在加强活血化瘀、消肿定痛作用，对陈伤、宿瘀有较为满意的疗效。叶人教授亦用于治疗恶性肿瘤及癌性疼痛。

39. 牛蒡子配僵蚕

牛蒡子性味辛、苦，寒，归肺、胃经，主要功效为疏风散热，宣肺利咽，解毒透疹。临床上常用于治疗外感风热引起的头痛、咽痛、发疹等病证，及火毒内结，痈肿疮毒。

僵蚕性味咸、辛，微寒，归肝、肺经，主要功效为息风止痉，祛风止痛和化痰散结。临床上常用于痰热内扰导致的惊风以及癫痫等痉挛抽搐之症。

叶人教授常用牛蒡子、僵蚕药对治疗外感温毒引起的大头瘟，及风热引起的咽痛、咳嗽、荨麻疹等。叶人教授认为该药对是治痰散结的要药。

　　叶人教授为浙江省名中医，学识渊博，临床经验丰富，其在辨证治疗内科疑难杂病方面也独具慧眼，用药精辟，往往能药到病除，屡起沉疴。本人有幸能随叶人教授临证学习，受益匪浅。临证之余，阅读经典，翻阅笔记，静心思考，温故知新，每每惊叹叶人教授遣方用药之精妙，以上为叶人教授常用的经验药对，以供同道交流讨论。

（滕洪表、方媚媚）

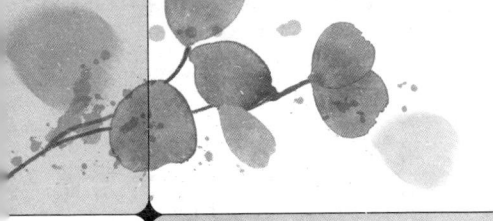

第四章

双少阳网络系统的理论
探讨及临床运用

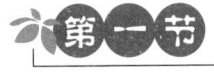 双少阳网络系统的内涵

1. 足经主枢，手经为渎

足少阳是足少阳胆经及胆腑的合称，《灵枢·根结》载
"太阳为开，阳明为阖，少阳为枢"，一般认为此少阳系指足少
阳。枢机者，门户之轴也，形容足少阳在人体的生理活动中起
着至关重要的交通枢纽的作用。此枢有两层含义：其一，少阳
为稚阳，主升发之气，带领全身机能由阴转阳，是气化活动的
开端，正如先有春日蓬勃的生，才有夏炽冬雪的化收藏，李东
垣谓"胆者，少阳春升之气，春气升则万化安。故胆气春升，
则余脏从之"；其二，足少阳于子时当令，《灵枢·营卫生会》
有论"营在脉中，卫在脉外，营周不休……夜半而大会，万民
皆卧，命曰合阴"，阳入于阴则寐，出于阴则寤，卫阳之所以
能于子时进入体内与营阴顺利会合，使人安然入睡以养精华，
离不开少阳枢的转接作用。可见，足少阳既能转阳出阴，亦能
潜阳入阴，二者相反相成，犹如一枚硬币的两面，是体内阴阳
转化的枢纽，其地位如《素问·六节藏象论》所言："凡十一

脏，取决于胆也。"

手少阳指手少阳三焦经及三焦腑，纵观《黄帝内经》与《难经》，关于三焦的含义大抵有四种说法：第一，《难经·六十六难》言"三焦者，原气之别使也"，三焦是阳气运行的通道；第二，《素问·灵兰秘典论》形容其为"决渎之官，水道出焉"，是阴液运行的通道；第三，三焦把脏腑划分为上焦、中焦、下焦，是对人体三大部位的概括；第四，三焦参与水谷消化吸收以及排泄，是传化之腑中的一员。现代学者结合解剖学及细胞分子生物学观点对三焦进行了探讨，认为其实质是不同膜所构成的空间结构，在宏观上有油膜、网膜、筋膜说等具体形态，在微观上则是以细胞膜－细胞间隙为基础形态结构组成的通道系统。古今众说纷纭，各种观点从不同角度丰满了三焦的概念，统一起来看，认为三焦是网络全身流畅的管道系统，阳气推动着阴液在其中运行，安居于上、中、下三焦的脏腑通过它摄取养分，产生的浊阳秽阴也经此排出。因此三焦为全身气化过程提供稳定的内环境，是阴阳运行的道路。

2. 手足配合，共司气化

何秀山在《通俗伤寒论》中言"足少阳胆与手少阳三焦合为一经，其气化一寄于胆中以化水谷，一发于三焦以行腠理"，谈的就是手足少阳经络相连而分工合作，共同完成精气的化生与输布，使机体的生命活动正常运行。每值子时，足少阳当令，此乃一日之始，遂唤阳出阴，以生精气，故胆气如旭日初升，熙熙照拂余十一脏，继而将军挥令，气机流转，中土得疏，运化水谷，上呈精微于肺，肺调控精微与吸入之清气相合，使其滋润如甘露，细腻如晨雾，再经由手少阳管道系统输布全身各处，入心则化血以安心神，入肾则化精以济先天，出肌腠则化卫润泽皮毛，从上至下，由内达外，人体五脏六腑、筋经皮部，非得其而不能滋养，代谢之浊气废液亦由手少阳收集，下输膀胱，排出体外，再延至夜半，足少阳当令，此乃一日之末，遂纳阳入阴，营卫大会，酣然入梦，敛藏白昼所化之精气，以备来日生发为用。如此则阴阳相贯，如环无端，升降出入皆备，神机乃生。

可见，手足少阳在时间和空间两个维度上组成了遍布全身的网络调控系统，足少阳为阴阳昼夜转换的机关，把握生长收藏的节奏，而手少阳为阳气阴精运行的道路，控制养分的运输与分布，足经离开手经便无法发挥其作用，手经离开足经便是了无生机的沟渠，二者相互依存，有机结合，犹如一张大网将五脏六腑网罗其中，为脏腑的新陈代谢提供基础支持，共同完成全身气化过程。

3. 手足相连，互传互治

叶天士在《温热论》中云"再论气病有不传血分，而邪留三焦，亦如伤寒中少阳病也"，深刻揭示了手足少阳病之间存在相通之处。从形态上看，三焦与胆同名少阳，经络直接相连，可互通有无；从功能上看，足少阳位居表里之间，横向转输阳气，是气机表里出入之枢，而手少阳纵向贯穿人体，是气机上下升降之路，二者的关系如同"十"字路口，若气机出入失常，则升降必受牵连，若气机升降受阻，则出入必不通畅。可见，手足少阳相互为用、相互影响，构成了二者之间此病而传彼、治此以医彼的生理基础。

（温芃芃）

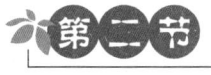 双少阳网络系统视角下的睡眠观

失眠指尽管有合适的睡眠机会和睡眠环境，依然对睡眠时间及质量感到不满足，并且影响日间社会功能的一种主观体验，是大多数人都有过的经历。叶人教授临床善治失眠，常基于双少阳网络系统治疗失眠，临床上取得了满意疗效。《素问·阴阳离合论》言"少阳为枢"，《难经》曰"三焦者，水谷之道路，气之所终始也"，足少阳胆经是阴阳转化的枢纽，手少阳三焦是阴阳运行的通道，二者密切配合组成遍布全身的双少阳网络系统，使心及其他脏腑的生命活动得到有序开展，对睡眠亦有调控作用。

失眠在中医属"不寐"范畴，其病位主要在心，双少阳网络系统既司全身气化，必与心和睡眠密切相关。首先，手足少阳经均直接络心，三者经气相通，任何一经发生异常均可通过经络传至心脏，进而影响心神与睡眠；其次，足少阳所主子时为入睡之时，只有保持枢机和利，阴阳才能按时转换，阳气得以归栖阴分，人得以由寤转寐，是睡眠开启的必要条件。同时，手少阳为心提供上焦居处，心通过三焦管道系统摄取养分，从而保持心体丰腴，可敛阳而不致浮越，神有居所则夜卧得安，是睡眠维持的重要因素；再次，足少阳启动运化过程化生水谷精微，精微变赤为血以充养心神，而手少阳收集上焦代

谢产物并排出体外，使痰瘀湿食等不致堆积而壅塞心窍，共同维持心窍清虚，心神安定。

现代社会工作压力大，生活节奏快，凡遇事情志不遂，易抑郁肝木，肝胆相照互为表里，肝气失于调畅则胆气升发不利，木不疏土，脾运受阻，水液代谢失常，进而导致湿邪留滞三焦，此为足经传病于手经；现代人又常饮食不节，或暴食过饱，或节食过饥，或嗜肥甘辛辣，脾胃因而受伤，湿食内停化热，正如何秀山所言蒿芩清胆汤病机为"若受湿遏热郁，则三焦之气机不畅，胆中相火乃炽"，此为手经累病足经。然殊途同归，最终导致手足俱病：胆火内郁，枢机失灵，夜半阳不入阴，故辗转难眠，虚烦惊悸；三焦湿热萦绕，酿痰扰心，心窍失于清虚，故夜寐不宁；胆气不升，三焦不通，水谷精微化生不足，输布不利，心体失于濡养，阴不藏阳，神失居所，故失眠多梦，眠浅易醒。

（温芃芃）

第三节 基于双少阳调治失眠

继"再论气病有不传血分，而邪留三焦，亦如伤寒中少阳病也"之后，叶天士又云"彼则和解表里之半，此则分消上下之势，随证变法，如近时杏、朴、苓等物，又如温胆汤之走泄"，径直指出和解枢机及分消三焦是调节手足少阳的治疗大法。叶人教授在临床中察之以微，辨之以详，根据病机偏颇治疗亦有所侧重，失眠若重在足少阳枢机不利，偏实者喜用柴胡加龙骨牡蛎汤，偏虚者常疏自拟柴芍汤；重在手少阳经渠不通者，则用十味温胆汤。

一、和解枢机，寤寐有度

病在足少阳者，当遵和法，意在调和矛盾而恢复枢机和利，方可使寤寐有度。对于病程不长、体质较实者，症见入睡困难，烦扰多梦，性急易怒，口苦咽干，泛酸饱胀，舌体尖长，舌质偏红，脉弦滑有余，叶人教授常以仲景柴胡加龙骨牡蛎汤为基础方。方中柴胡、黄芩为治疗足少阳本证药对，一疏一清解除少阳郁热；桂枝、茯苓、半夏、生姜、人参、大枣诸药温阳化气，通利三焦，其中桂枝一味既禀"病痰饮者，当以温药和之"之义，黄元御认为其又可疏木气而实生气，一举两得；再加大黄清中焦积滞，龙骨、牡蛎镇惊安神，全方以清胆重镇为主，温脾利水为辅，主调足少阳兼理手少阳，是治疗神志类疾病的名方。若是病程较长，体质偏虚之人，症见眠浅易醒，心悸乏力，情绪低落，腹胀便溏，舌淡齿痕，脉弦细不足，叶人教授创见性地将小柴胡汤与当归芍药散相合，名曰柴芍汤，常用柴胡 12g，黄芩 10g，党参 15g，炙甘草 6g，法半夏 10g，当归 6g，白芍 15g，茯苓 15g，白术 15g，川芎 6g，泽泻 15g，此类患者不寐日久，精不得养，心体欠丰，胆中虚火旺盛，木不疏土而致土不运水，水湿壅塞三焦道路，阻碍水谷精微运输，更进一步加重心体失养，故用小柴胡汤疏肝清胆，当归芍药散健脾养血利水，补虚泻实，共同恢复双少阳生理功能。

加减之法，叶人教授常佐丹参 30g，甘松 6g，养阴安神，行气活血，远志 10g，菖蒲 10g，化痰开窍，交通心肾；若大便秘结，因生白芍有"小大黄"之誉，叶人教授常加生白芍 30g，枳壳 15g，生白术 30g 通便，或用熟大黄 5g，僵蚕 10g，取升降散之义；若吞酸，予黄连 3g，吴茱萸 3g 制酸，再加瓜蒌皮 15g 合方中半夏为小陷胸汤，共奏清化痰热之功；若气机上逆，以陈皮 10g，厚朴 15g，紫苏梗 15g 燮理气机；若乏力倦怠，加红景天 20g，灵芝 20g 益气养阴，安神除烦；若夜间潮热，加生地黄 15g，百合 20g 滋阴退热；若心烦懊恼，加炒栀子 10g，淡豆豉 10g 宣发胸膈郁热。

二、分消三焦，睡眠得安

病在手少阳者，当因势利导，根据邪之所凑而分消走泄，祛痰湿之浊而守卫宫城，方使睡眠得安。十味温胆汤首载于《世医得效方》，属温胆汤类方之一。方中并无温阳之药，却以温胆命名，因此处"温"字为"使之温和"之义。胆为中正之官，喜清虚而恶烦扰，主少阳温和之气，故温胆汤以二陈汤为底，半夏、陈皮燥中焦之痰，茯苓渗下焦之湿，佐以竹茹、枳实清热降逆之品，使痰热之邪不得上僭为患，全方通过清化痰热、疏利三焦以达到使胆清肃的目的，系从手少阳治足少阳的典范，正如罗美在《古今名医方论》中所言："三焦平而少阳平，三焦正而少阳正，胆家有不清宁而和者乎？"对于此类失眠，临床症见惊悸不寐，恶闻声响，头晕乏力，咽中有痰，痞满不食，舌苔厚腻，脉弦细滑，叶人教授常在温胆汤基础上加入熟地黄 12g，酸枣仁 15g，远志 10g，五味子 8g，党参 15g 等养血益气之品，化裁为十味温胆汤，因三焦不通精微不运，心血必虚，乃与《医述·不寐》所言同理："其有不因病后而不寐者，虽属痰火有余，而处治亦必佐以养血补虚之药，方为妥当。"

加减方面，若舌苔厚腻非常，或伴腹胀、大便不通，叶人教授常加槟榔 15g，厚朴 15g，草果 6g，此为《温疫论》达原饮中三帅，吴又可在方后自注："槟榔能消能磨，除伏邪，为疏利之药，又除岭南瘴气；厚朴破戾气所结；草果辛烈气雄，除伏邪盘踞，三味协力，直达其巢穴，使邪气溃败，速离膜原，是以为达原也。"既言三焦主膜，"原"为平原，引申为"宽阔平坦"之义，那么膜原便是广大的上中下三焦膜系统，此三药气味辛烈，可开破痰湿秽浊，颇具疏凿之功，但若苔厚而燥裂则需谨慎，可酌加白芍、知母等清热滋阴之品。叶人教授还认为三药具有降糖之效，于糖尿病患者更为适宜；此外，若汗多可加淮小麦 30g 益心气而敛心液；若食积停滞，可用沉香曲 6g 化痰消食导滞；若头晕可加白术 15g，天麻 9g，取半夏白术天麻汤之义；若胸闷烦躁，可加苏叶 15g，百合 20g 理气养阴；若夜尿频多，可加乌药 10g，山药 30g，益智仁 15g 固肾缩尿；若畏寒乏力，可加仙鹤草 30g，淫羊藿 15g 温肾助阳。

足少阳与手少阳分别作为阴阳的"枢纽"与"道路"组成调控全身生命活动的网络系统，是气机出入离合的必由之路，而叶人教授基于此运用和解枢机、分消三焦之法治疗失眠，实际上仅是该系统临床应用的一个缩影，其原理当具有一定普适意义，如姜良铎等通过疏利三焦治疗多脏器衰竭、免疫系统疾病等多脏同病的疑难杂症，贾英杰调三焦辨治肺恶性肿瘤，倪青运用宣通法从少阳三焦枢机治疗糖尿病等，可见，双少阳网络系统涵盖面相当广泛，涉及多脏腑、多系统、多学科疾病，恰当运用可作为治疗复杂疾病抓手。对此叶人教授临床上深有体会，亦善从双少阳调治消化系统疾病、代谢性疾病、风湿免疫系统疾病等诸多内科杂病，实为圆机活法，知常达变，值得我辈深入学习。

（温芃芃）